Vétérinaire au zoo

Du même auteur, dans la même série :

Vétérinaire c'est super !

Anne-Marie Desplat-Duc
Couverture de Claire Delvaux
Illustrations de Marc Mosnier

Vétérinaire au zoo

RAGEOT

Cet ouvrage a été imprimé sur un papier
issu de forêts gérées durablement,
de sources contrôlées.

PEFC
PEFC/10-31-1316

IMPRIM'VERT
Votre imprimeur agit pour l'environnement

Couverture : Claire Delvaux.

ISBN : 978-2-7002-4786-2
ISSN : 1951-5758

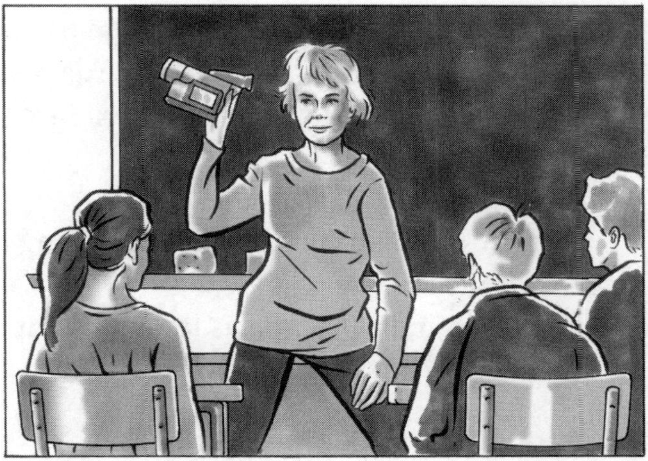

Le concours

– J'ai une grande nouvelle ! Nous allons participer à un concours dont le premier prix est une visite au Futuroscope de Poitiers, nous annonce ce matin-là Mme Capelle, notre institutrice.

Les concours, elle adore ! Elle est persuadée que ça nous stimule. Et moi, c'est ma passion. J'ai déjà reçu un CD en téléphonant à Top Radio que j'écoute le soir en faisant mes devoirs et un tee-shirt en achetant trois livres de la même collection.

Aussitôt, le silence relatif de la classe se transforme en chuchotements et en bavardages.

– Le Futuroscope ? Génial ! s'exclame Tanguy.

– On ira en TGV ? s'informe Oliver.

– Attendez, on n'a pas encore gagné ! lance Camille.

– On ne connaît même pas le règlement ! ajoute Lucile.

Elle a raison, aussi je demande :

– Qu'est-ce qu'il faut faire ?

– Si tes camarades me laissent parler, Olympe, je vous expliquerai ! dit Mme Capelle en tapant trois petits coups secs sur son bureau pour ramener le calme. Il s'agit de réaliser un reportage sur le métier de votre choix. Pour cela, je vous prêterai un des caméscopes de l'école.

Mme Capelle saisit l'appareil dans son sac, ôte la housse et nous le montre. Ceux du fond se lèvent pour mieux voir.

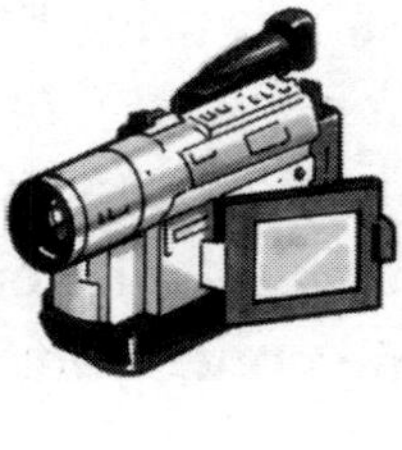

– Wouah ! Il est vraiment mini, ce doit être génial de filmer avec ça ! se réjouit Tanguy.

– C'est un appareil numérique, reprend Guillaume en se dévissant le cou pour tenter d'apercevoir la marque.

Mme Capelle continue son exposé :

– Tous les CM2 de France sont concernés. Un seul reportage par classe est autorisé. Nous allons donc procéder à un vote pour déterminer la profession qui vous plaît, ensuite nous élirons une équipe de journalistes.

Tout le monde se met à parler en même temps, à donner des idées, des conseils, à vouloir des précisions. Mme Capelle frappe dans ses mains.

– Tanguy, va au tableau, tu écriras les suggestions de tes camarades.

Tanguy prend une craie, se tourne vers nous et attend. Les propositions fusent :

– Institutrice !

– Footballeur !

– Chanteuse !

– Journaliste !

– Pompier ! claironne Émilien.

Tanguy inscrit tous les métiers.

Debout au fond de la classe, Mme Capelle précise :

– Attention, n'oubliez pas qu'il faudra interviewer quelqu'un qui exerce le métier choisi ! Alors si vous connaissez Zinedine Zidane, Stromae ou Laurent Delahousse, c'est bien, sinon comment allez-vous vous y prendre ?

L'enthousiasme retombe d'un cran. Pendant quelques minutes, la classe réfléchit en chuchotant.

– Vétérinaire ! lance tout à coup Tanguy.

– Pourquoi pas, admet Mme Capelle.

Souriant, Tanguy note le métier au tableau. Il s'applique et le mot « vétérinaire » se détache des autres. On ne voit que lui.

– Oui, mais filmer des chiens, des chats et des canaris dans le cabinet du vétérinaire, ce ne sera pas très passionnant, se désole Camille.

Et là, certaine de l'effet de surprise que je vais produire, je lâche :

– Ma tante est vétérinaire dans un zoo, elle pourrait nous expliquer comment soigner les animaux sauvages et le reportage serait original.

– Ta tante travaille dans un zoo ! Et tu ne m'avais rien dit ! s'indigne Tanguy.

– Elle n'y est pas depuis longtemps. Avant elle travaillait pour Vétérinaires sans Frontières en Afrique.

Émilien lève le doigt pour défendre son projet.

– Pompier, c'est génial. Il faut être sportif, courageux et, tout de même, sauver des gens c'est plus passionnant que de s'occuper d'animaux en cage. Mon père est capitaine des sapeurs-pompiers, je sais de quoi je parle !

J'aurais dû me douter qu'Émilien proposerait ce métier, il est tellement fier du travail de son père qu'il nous en rebat les oreilles à tout bout de champ. Les discussions vont bon train, chacun a un mot à ajouter, une anecdote à raconter pour mettre en avant la profession qui l'intéresse.

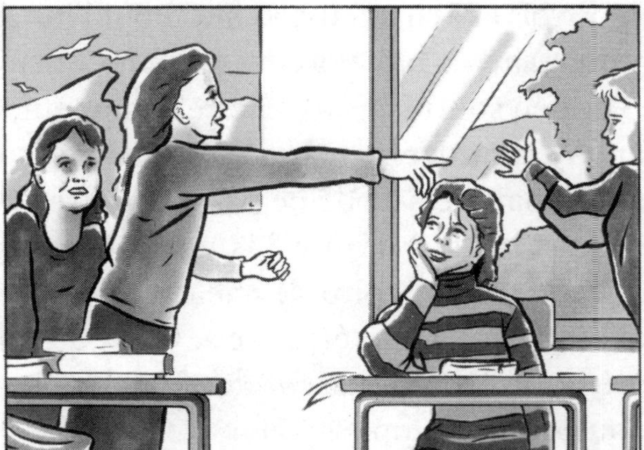

– Maintenant, à vous de choisir, dit Mme Capelle.

Elle distribue des feuilles de papier. Chacun se concentre, tente de lire ce que ses voisins ont écrit en jetant un œil à droite, à gauche, en se retournant. Il y a quelques chuchotis, puis chacun note son souhait, plie le papier et le glisse dans la boîte qui circule entre les tables.

Mme Capelle m'appelle au tableau pour compter les votes, puis elle dépouille les bulletins. Lorsqu'elle prononce « vétérinaire », les battements de mon cœur s'accélèrent et je trace une grosse barre en face du mot. Lorsqu'elle dit « pompier », je bougonne intérieurement.

« Institutrice » a déjà quatre voix, « footballeur » trois et « chanteuse » cinq ! Pour l'instant « vétérinaire » a huit voix et « pompier » neuf !

Émilien sourit, certain d'être vainqueur, et Tanguy commence à faire la tête. Moi je suis déçue, mais j'essaie de ne pas le montrer.

La maîtresse déplie les deux derniers bulletins. Et là, coup de théâtre : les deux voix sont pour « vétérinaire ». Ceux qui ont voté pour nous poussent des cris de joie et l'équipe des pompiers râle.

– Le suffrage a désigné le métier de vétérinaire, annonce Mme Capelle en haussant la voix pour couvrir notre brouhaha.

Nous passons le reste de la matinée à former l'équipe des reporters. Lorsque Mme Capelle précise qu'il faudra se rendre au zoo en dehors des heures de classe, les doigts qui s'étaient levés spontanément se baissent. Le mercredi après-midi et le samedi sont souvent occupés par diverses activités : sport, danse, musique, théâtre.

Finalement, Thibaud, Camille, Tanguy, Guillaume et moi sommes choisis pour devenir les reporters de la classe.

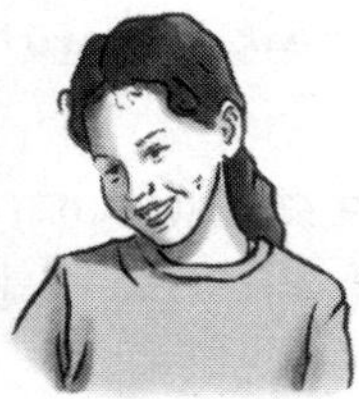

Lorsque nous sortons à onze heures et demie, nous nous apercevons que l'autre classe de CM2 est aussi excitée que nous par le concours. David, le cousin d'Émilien, se précipite vers nous et nous questionne :

– Qu'est-ce que vous avez choisi ?

Sûre de moi, je lui réponds :

– Vétérinaire de zoo !

Émilien me bouscule un peu et, s'adressant à son cousin, il dit avec assurance :

– C'est nul ! Je parie que vous avez voté pour pompier ?

– Tout juste ! Pompier, c'est super et je suis certain qu'on va gagner.

– Non, c'est nous qui allons gagner ! affirme Tanguy.

– Ça m'étonnerait. On va faire un film du tonnerre ! se vante David.

Thibaud et Guillaume se sont approchés pour défendre nos positions, mais Émilien, David et leurs copains montrent déjà les poings. Ça risque de mal finir, alors je m'interpose :

– Hé, on ne va pas se battre pour un reportage. C'est le meilleur qui l'emportera, un point c'est tout !

– OK ! réplique David en ramassant son cartable pour quitter la cour.

Mais avant de franchir le portail, il se retourne et fanfaronne :

– Et les meilleurs, c'est nous !

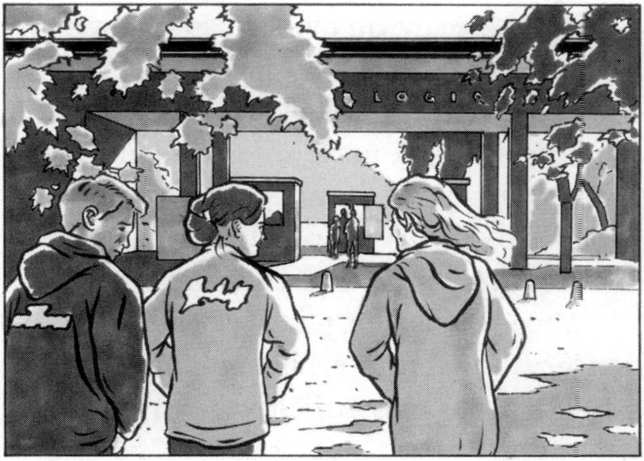

Une visite mouvementée

De retour à la maison, je parle du concours à ma mère qui réagit aussitôt :

– Je téléphone à Florence, elle pourra certainement vous aider.

Elles bavardent trois quarts d'heure ! Je m'impatiente. Enfin, ma mère se souvient de l'objet de son appel, et déclare :

– Je te passe Olympe, elle a un service à te demander.

J'aurais préféré qu'elle le fasse à ma place. Florence, je la connais à peine. Pendant qu'elle était étudiante, elle n'avait pas le temps de nous rendre visite et après, elle est immédiatement partie en Afrique. Je prends mon courage à deux mains pour lui expliquer le projet de notre groupe. Aussitôt, elle me propose :

– Venez dimanche, je suis de garde. On visitera le zoo et je vous expliquerai mon métier.

Et voilà, pas plus difficile que ça !

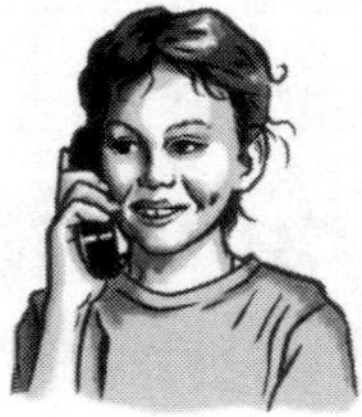

Dimanche, Camille, Tanguy et moi avons rendez-vous à quatorze heures à l'entrée du RER. Thibaud joue au foot et ne peut pas se libérer et Guillaume part en week-end à la campagne. Je suis un peu déçue que notre équipe ne soit pas au complet. Ça manque de sérieux, mais, d'un autre côté, je suis contente de rester avec Tanguy et Camille qui sont mes meilleurs amis. Enfin, surtout Tanguy. L'année dernière, il n'a pas eu de chance. Il a été opéré de l'appendicite et comme il y a eu des complications, il a manqué tout un trimestre. Du coup, il a été obligé de redoubler son CM2. C'est moche pour lui, et c'est bien pour moi parce que cette année, au moins, nous sommes dans la même classe.

Tiens, le voilà justement, avec sa mère et sa petite sœur ! On n'avait pas besoin de gardes du corps !

– Salut ! bougonne-t-il, Caroline vient avec nous et ma mère a voulu nous accompagner.

– Le zoo, ça m'intéresse ! piaille Caroline.

– Et pour traverser Paris, je préfère être là, on ne sait jamais, renchérit Mme Dufresne.

J'esquisse une moue. Leur présence risque de casser un peu l'ambiance.

– Il ne manque plus que Camille, mais elle est toujours en retard, alors…

– Non, la voilà ! s'exclame Caroline en pointant l'index vers Camille, vêtue d'un pantalon de toile écrue, d'un blouson bleu et de tennis blanches.

– Ce que tu es classe ! lance Tanguy.

– Te moque pas ! Ma mère voulait me faire réviser les tables de multiplication et les règles de grammaire. J'ai prétendu que c'était impossible parce que j'étais invitée à ton anniversaire et comme j'allais sortir en jogging, elle m'a suggéré : « Pour un anniversaire, tu pourrais mettre ton joli pantalon beige et ton blouson. » Et voilà !

Mme Dufresne s'indigne, un sourire au coin des lèvres :

– Oh, le vilain mensonge !

Camille se mord les lèvres. Elle n'avait pas prêté attention à la mère de Tanguy. Pour détendre l'atmosphère, je le questionne :

– Comment se portent les chatons ?

Mais c'est sa mère qui répond :

– Oh, ces chats, quelle histoire ! Nous avons eu beaucoup de mal à en donner trois. Personne n'en voulait.

– Et puis, ils étaient si mignons qu'on n'arrivait pas à s'en séparer, ajoute Caroline.

– C'est vrai. Finalement, cela faisait tellement plaisir à Tanguy que nous en avons gardé un.

– Le plus joli, le noir avec le bout des pattes blanches, précise Caroline.

Tanguy sourit à ce souvenir. Sa mère qui détestait tant les animaux a enfin accepté d'adopter un chaton perdu. C'est une sacrée victoire !

Quarante minutes plus tard, après deux changements, nous voici devant le zoo. Mme Dufresne prend Caroline par la main et nous dit :

– Je vous laisse à votre travail, Caroline et moi allons visiter le zoo. Rendez-vous dans deux heures devant la sortie.

Ouf ! Nous ne sommes pas fâchés de nous retrouver entre nous.

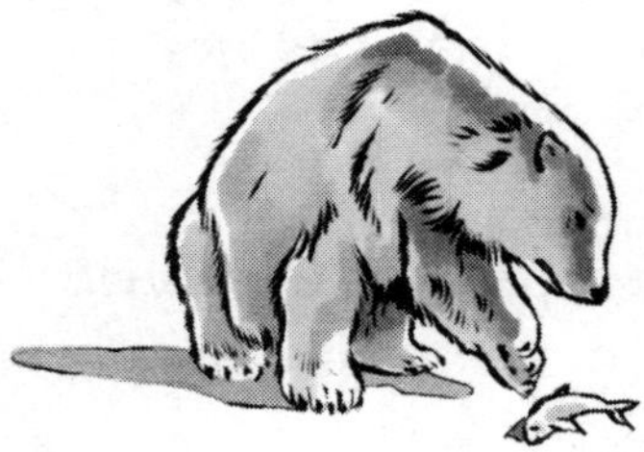

Un peu impressionnée, j'annonce à la personne qui tient le guichet que nous avons rendez-vous avec la vétérinaire. Elle ne paraît pas étonnée et nous désigne un bâtiment en pierre sur la gauche. Nous nous y rendons et entrons dans une petite salle prolongée par un couloir. Au fond, une porte sur laquelle est collé un panneau : « Entrée interdite à toute personne étrangère au service. »

Indécis, nous nous regardons et nous décidons d'attendre.

Un téléphone sonne soudain de l'autre côté de la cloison. Une voix féminine répond : « J'arrive » et la porte s'ouvre à toute volée sur ma tante Florence.

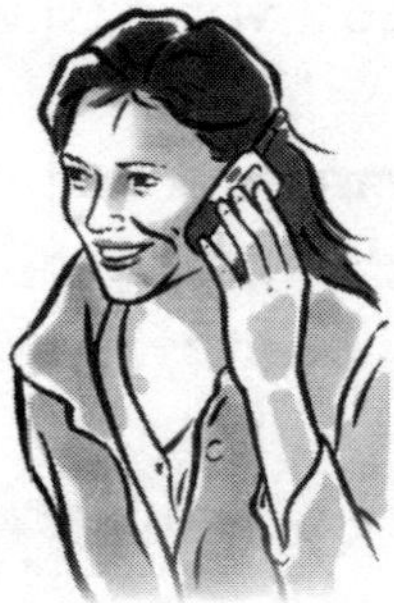

Elle nous aperçoit et s'écrie en guise de bienvenue :

– Ah, c'est vous !

Elle m'embrasse rapidement, serre les mains de Tanguy et Camille et lance :

– Un markhor vient de s'échapper ! Évidemment, ça tombe un dimanche quand il y a plein de monde et que la moitié de l'équipe est en congé ! Puisque vous êtes là, je vous embauche ! Allez, on y va !

Nous suivons Florence qui marche à grands pas pendant que je la questionne :

– Heu... qu'est-ce que c'est un mar... un marcos ?

– Un markhor. C'est une sorte de chèvre avec de longues cornes torsadées qui vit dans les montagnes d'Afghanistan, du Cachemire ou du Pakistan. Nous avons quatre mâles au zoo, mais pas de femelle, sinon les mâles se battent entre eux.

– Vous n'avez jamais de bébés, alors ?

– Non. Mais de temps en temps, nous prêtons l'un de nos mâles à un zoo qui possède des femelles pour assurer la reproduction. L'année dernière, deux markhors sont nés au zoo de Madrid. À l'âge adulte, ils seront relâchés dans leur milieu naturel.

Devant l'enclos des markhors, un ruban rouge et blanc tendu entre deux arbres interdit aux visiteurs d'avancer, mais ils sont nombreux à s'être agglutinés derrière pour ne rien perdre du spectacle inattendu de l'animal en liberté.

– Tanguy, hou, hou ! appelle Caroline en gesticulant.

Elle voudrait nous rejoindre, mais un gardien l'en empêche. Tanguy va lui parler pour la dissuader d'insister. Ça se passe mal. Caroline trépigne :

– Moi aussi, je veux y aller !

Lorsqu'il revient vers nous, il me souffle :

– Oh là là, entre ma sœur qui me colle aux baskets et ma mère qui me recommande d'être prudent, c'est galère.

Je souris. Moi, je suis fille unique et je rêverais d'avoir un frère ou une sœur. Comme quoi on n'est jamais heureux de son sort.

Un soigneur, vêtu d'une combinaison verte, s'approche de Florence. Avec de grands gestes, désignant tantôt le rocher élevé où des markhors se promènent, tantôt celui qui gambade devant nous sur la pelouse, il lui raconte que Pongo a sauté par-dessus la clôture :

– Un bond de quatre mètres ! Il a dû se battre avec le vieux Banco. Maintenant, il voudrait bien remonter sur son rocher, mais par ici c'est impossible.

Le markhor gratte le sol de ses sabots, pique un petit sprint dans l'allée, s'arrête devant un grillage, s'énerve, rue, se retourne et s'élance dans la direction opposée où une haie d'arbustes lui barre le passage. Qu'il est beau ! J'aimerais pouvoir le caresser et le rassurer.

Florence analyse rapidement la situation.

– Mettez-vous devant lui et frappez des mains. Il faut le diriger vers l'ascenseur qui le ramènera à la cime du rocher, ordonne-t-elle.

Je frappe, je crie avec Tanguy et Camille qui s'est reculée de quelques pas. Surpris par tout ce raffut, l'animal s'immobilise devant nous et semble nous observer. Je ne suis pas tranquille. Si l'envie lui venait de nous foncer dessus !

Non, il fait demi-tour et se retrouve coincé contre les barrières de l'enclos des loutres, juste en face de la porte ouverte de l'ascenseur.

– C'est bon ! se réjouit Florence tout en s'approchant de l'animal pour lui pousser l'arrière-train en direction de l'ascenseur.

Mais, effrayé, le markhor bondit sur le côté, saute par-dessus la barrière et plonge dans la piscine des loutres.

Camille pousse un cri et nous courons sur le bord.

Le markhor se débat et disparaît sous l'eau.

– Zut ! Ces animaux ne savent pas nager ! lance Florence.

Elle plonge sans hésiter. En deux brasses elle est à côté de lui, empoigne une de ses magnifiques cornes spiralées et tente de lui maintenir la tête hors de l'eau.

– Je n'y arrive pas ! Il est trop lourd ! se désole-t-elle.

Tanguy a déjà ôté ses tennis et son blouson et se laisse glisser dans l'eau.

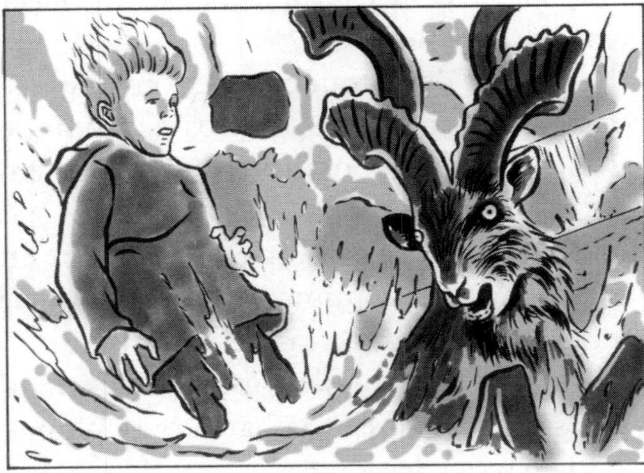

Sa mère hurle son nom pour le retenir, tandis qu'en le voyant, Florence s'époumone à son tour :

– Non, non ! Pas toi ! C'est dangereux !

Mais Tanguy la rejoint à la nage et saisit l'autre corne.

– La cascade ! Attention ! prévient Florence.

Dans un tourbillon d'écume, Florence, Tanguy et le markhor sont précipités au pied de la cascade qui prolonge la piscine des loutres.

Les visiteurs commentent bruyamment l'événement. Moi, je suis muette de peur, comme paralysée. Mais leurs trois têtes resurgissent dans la rivière moins profonde. Le markhor est un peu groggy. Tanguy et Florence le maintiennent toujours par les cornes.

Le soigneur s'approche et s'excuse :

– Heu… je ne sais pas nager et…

– Vite, profitons-en pour le conduire dans l'ascenseur, décide Florence.

Enfin, le markhor accepte d'entrer dans la cabine et se retrouve bientôt parmi les siens à la cime de son rocher.

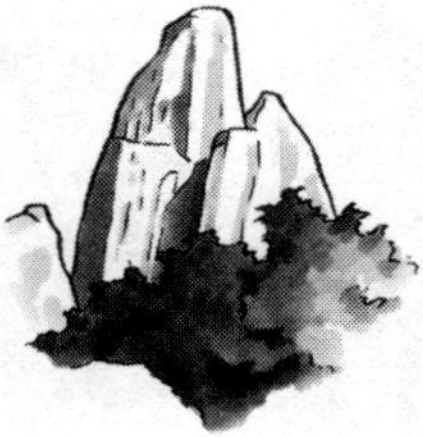

Tanguy, les cheveux sales et ruisselants, le jean collé aux jambes, claque des dents, mais on voit qu'il est fier de lui. Florence est à peu près dans le même état. La mère de Tanguy accourt vers son fils et s'inquiète :

– Tu ne t'es pas fait mal, au moins ?

– Tout va bien, la rassure Florence. Tanguy a été très courageux et je tiens à le féliciter.

– Oh, oui, tu as été super ! affirme Caroline.

– C'est vrai. Moi aussi, tu m'as épatée, mais il faudrait te changer, tu vas prendre froid, intervient Mme Dufresne.

– Ne vous en faites pas, madame, continuez votre visite, je m'occupe de Tanguy, coupe Florence en nous entraînant vers son bureau.

La mère de Tanguy nous aurait bien suivis, mais Caroline la tire par la manche pour aller admirer les éléphants.

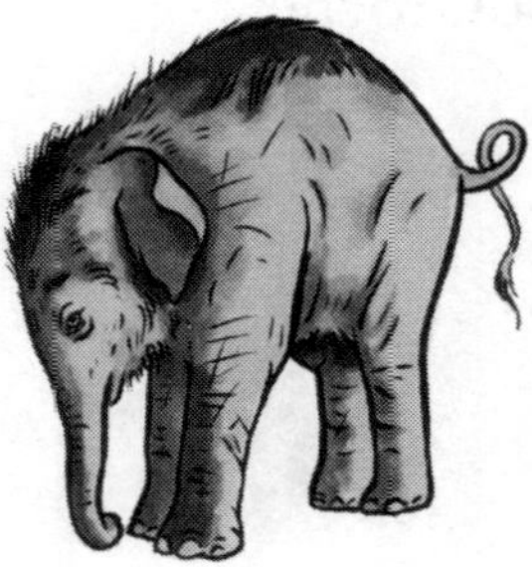

– Eh bien, pour débuter votre reportage, c'est pas mal, hein ? remarque Florence.

– Vous... vous avez filmé ? interroge Tanguy.

Horreur ! Le caméscope de Mme Capelle ? Où est-il ? Je l'avais confié à Camille qui avait insisté pour le porter et j'ai oublié de le reprendre. Elle n'a rien dans les mains. Je lui demande :

– Tu as le caméscope ?

– Non. Lorsque Florence nous a demandé de faire du bruit, je l'ai posé sur un banc. Par là...

Le rouge me monte aux joues. On l'a perdu !

Je cours dans la direction indiquée. Il y a bien quelque chose sur le banc. Le caméscope ! Ouf !

Florence conduit Tanguy dans une pièce où elle l'oblige à se changer. Il ressort vêtu d'une salopette verte beaucoup trop large pour lui. Il boude. Je le comprends. On n'a pas filmé son exploit et c'est rageant ! Pourtant, on ne peut pas s'empêcher d'éclater de rire et Camille se moque gentiment :

– Tu ressembles à un clown !

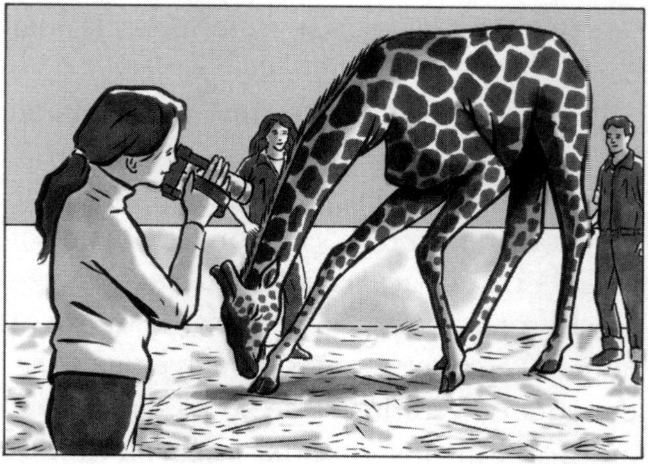

Noé perd ses dents

Après s'être changée elle aussi, Florence nous offre un gobelet de chocolat chaud dans son bureau encombré de cages et de toutes sortes d'appareils médicaux assez impressionnants.

Une odeur tenace de désinfectant m'empêche de savourer mon chocolat. Je repose le gobelet pour sortir un cahier et un stylo de mon sac.

Tanguy et Camille posent des questions sur la vie du zoo. Combien de personnes s'occupent des bêtes ? Combien y a-t-il d'animaux ?

Que mangent les markhors, les lions, les otaries, les ours ?

Je note les réponses comme une véritable professionnelle.

Nous sommes en pleine séance d'interview lorsque la porte s'entrouvre sur un soigneur. En nous apercevant, il hésite.

– Entre, Norbert. Je te présente une sympathique équipe de reporters qui enquête sur le métier de vétérinaire de zoo.

– Bonjour, les enfants. Excusez-moi de vous déranger, mais Noé a perdu deux dents et j'ai bien l'impression qu'il a la mâchoire de travers.

– C'est la journée des embêtements ! Il mange ? s'informe Florence.

– Non, plus depuis deux jours. Si vous pouviez l'examiner.

– J'arrive ! promet ma tante.

Puis, se tournant vers nous, elle propose :

– Venez avec moi, comme ça vous verrez le travail d'un vétérinaire sur le terrain. C'est mieux que n'importe quelle explication.

– Heu… Noé, c'est… un lion ? s'inquiète Camille.

– Non, non, c'est une girafe mâle.

J'aime bien les girafes. Ce sont des animaux gracieux et étranges avec leur cou immense, leurs pattes fines, leurs taches qui ressemblent aux pièces mal emboîtées d'un puzzle et surtout leurs grands yeux sombres et doux ombrés de longs cils.

Dans l'enclos des girafes, Noé est facile à repérer. Il se trouve à l'écart du groupe. On dirait qu'il est malheureux, qu'il souffre.

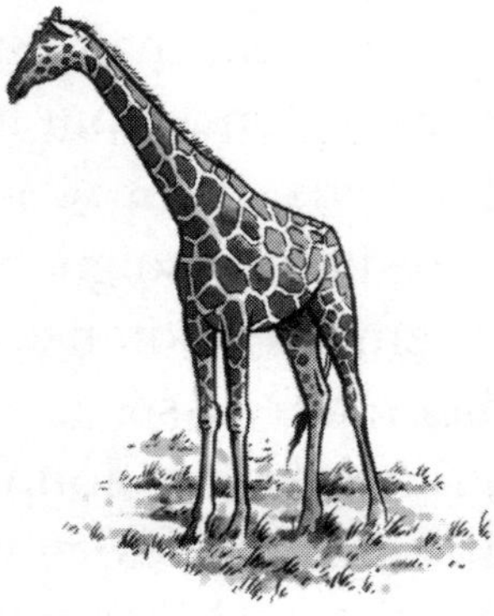

Florence l'appelle, mais il ne bouge pas.

Elle l'observe à la jumelle.

– Sa mâchoire pend du côté gauche. Il a dû se battre et recevoir un coup de corne.

– Se battre avec qui ? demande Camille. Les girafes n'habitent pas avec les éléphants ou les rhinocéros qui ont des cornes ?

– Évidemment, mais les girafes ont aussi des cornes, regarde bien ! Il s'est certainement bagarré avec Ulysse, le plus vieux mâle du groupe. Il est plutôt hargneux et Noé, qui est plus jeune, le provoque, comme pour lui dire : « Quand tu seras mort, c'est moi qui prendrai ta place ! » Souvent, ces luttes ne sont que des jeux, mais, cette fois, Noé a reçu un sérieux coup de corne.

– Mais elles sont toutes petites, leurs cornes ! réplique Tanguy en trébuchant sur une jambe de la salopette trop grande pour lui.

– Celles des vieux mâles sont dures. Il va falloir isoler Noé pour le soigner. Norbert, tu t'en charges ? demande Florence au soigneur. Je vais chercher ma trousse.

Norbert ouvre la porte donnant dans les box où dorment les girafes, puis entre dans l'enclos et pousse Noé à l'intérieur. Docile, il se laisse guider, comme s'il comprenait qu'on va le soigner. J'empoigne le caméscope, bien décidée à ne rien louper de l'intervention.

Lorsque Florence revient, une importante mallette noire à la main, elle annonce :

– Je vais être obligée de l'endormir pour examiner sa bouche. C'est toujours délicat.

Parce que la girafe a un gros cœur pour propulser le sang jusqu'à son cerveau et que l'anesthésie peut provoquer un infarctus.

– Oh, le pauvre ! se lamente Camille.

– On fera en sorte qu'il n'y ait pas de problème. Pour commencer, on va entasser beaucoup de paille dans le box pour qu'il ne se blesse pas en tombant. En aidant Norbert, on gagnera du temps.

Je pose le caméscope dans un coin et nous allons chercher de la paille dans une réserve. On forme une véritable montagne autour de Noé qui ne sait plus où se mettre.

Florence le caresse, lui parle pour le rassurer, puis saisit la seringue qu'elle a préparée et le pique.

Je prends le caméscope et je filme. Bientôt, Noé vacille sur ses pattes.

– Attention, il va tomber ! avertit Florence.

Mon doigt se crispe sur le bouton du caméscope et je regrette d'être obligée de suivre la scène par le viseur.

Je vois moins bien.

Noé s'écroule sur le tas de paille. Des brindilles et de la poussière volent sous son poids. J'éternue. L'image va bouger.

Florence s'agenouille à côté de l'immense corps inerte. Elle lui prend le pouls, écoute son rythme cardiaque au stéthoscope et nous dit :

– Vite, je n'ai que quelques minutes, l'anesthésie est légère pour ménager son cœur.

Elle ouvre la gueule de Noé et diagnostique :

– Fracture de la mandibule, c'est-à-dire de la mâchoire inférieure, il faut à tout prix la consolider !

Elle extrait de sa mallette une perceuse, un marteau, des clous, du fil d'acier. Horrifié devant ce déballage, Tanguy s'étonne :

– Vous allez vous servir de tout ça !

– Oui. Afin que la mandibule fracturée se ressoude, je vais effectuer un cerclage en fixant un clou ou deux dans l'os pour faire passer un fil d'acier qui rattachera la mandibule à la mâchoire supérieure. Mais rassurez-vous, Noé n'aura pas mal et, dès demain, il recommencera à se nourrir.

Florence opère d'une main sûre.

Moi, je continue à filmer. Pourtant, plus impressionnée que je ne le souhaiterais, je tremble un peu.

Florence peste en recousant la lèvre de Noé.

– Les girafes mangent des épineux, c'est pour cela que leurs lèvres et leur langue sont si dures !

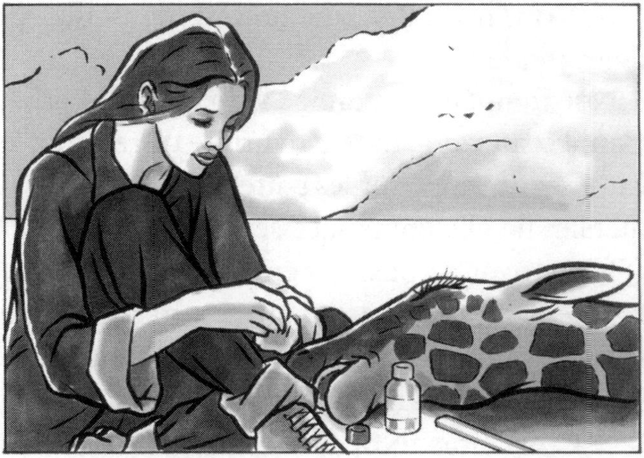

Quand elle a fini, elle se redresse et range rapidement ses outils. Elle semble satisfaite de son travail, mais paraît encore anxieuse.

– Maintenant, il faut croiser les doigts pour que Noé se relève sans difficulté, parce que si ses pattes glissent sur le sol et s'écartèlent, il risque la mort ! C'est le problème avec les pattes des girafes : elles sont longues et lourdes. Encore sous le coup de l'anesthésie, il est difficile pour les animaux de les poser toujours bien d'aplomb.

Je jette un regard paniqué à Tanguy et un autre à Camille.

– On… on ne peut pas l'aider ? bredouille Tanguy.

– Non, mais il y a beaucoup de paille, ça devrait aller.

Noé frémit et se redresse d'un coup. Surprise, Camille sursaute, moi je m'arrête de respirer, le caméscope dirigé sur les pattes de Noé. Pourvu qu'elles ne glissent pas, ce serait trop terrible !

Non, tout se passe bien. Noé se tient fermement sur ses quatre pattes et baisse la tête vers Florence comme pour la remercier.

Elle lui grattouille le museau.

– C'est bon, Noé, tu pourras encore te régaler de branches d'acacia ! On a fait du bon boulot !

Je pousse un ouf de soulagement et j'arrête de filmer. Moi non plus je ne suis pas mécontente de mon travail…

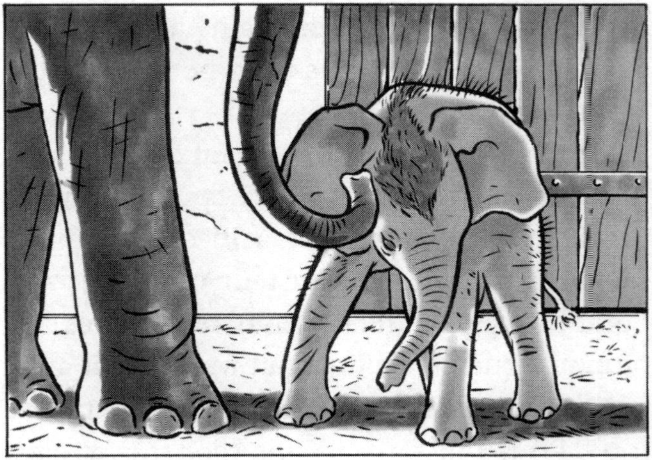

Il faut sauver Tisiam !

Lundi matin, Mme Capelle nous invite à faire un compte rendu de notre journée de reporters amateurs. Tanguy se place devant le tableau, il décrit le bain du markhor et le sien. Toute la classe rit.

– Voilà un bon début pour votre film, nous encourage Mme Capelle.

Penauds, nous lui avouons que nous n'avons pas pensé à filmer. Entraînés par Émilien, ceux qui ont voté pour les pompiers se moquent de nous et je suis rouge de honte.

Pour nous rattraper, j'enchaîne avec l'opération de Noé. Je produis mon petit effet et je cloue le bec à Émilien.

Mme Capelle propose à ceux qui le souhaitent de préparer des exposés sur les girafes et les markhors afin que nous en sachions un peu plus sur leur mode de vie à l'état sauvage. Effectuer des recherches à la bibliothèque et sur Internet me plairait aussi beaucoup, mais je ne peux pas m'occuper de tout. Pour l'instant, je suis reporter et c'est largement suffisant.

À la récré, Émilien raconte notre mésaventure à son cousin David qui en profite pour se vanter. Son équipe a visité une caserne de pompiers et a même participé à une séance d'entraînement. Et lui n'a pas oublié de filmer !

La classe de David applaudit, alors que la nôtre bougonne. Je ne suis vraiment pas à l'aise. Retourner au zoo ne me dérange pas, au contraire, mais quand y aller ? Nous avons classe tous les jours sauf le samedi et ma mère refuse que je dérange Florence chaque week-end ! Dommage, j'aimerais bien faire plus ample connaissance avec elle. On pourrait devenir de véritables amies puisqu'on a la même passion pour les animaux.

La semaine va être longue car je ne pense qu'à une chose : retourner coûte que coûte au zoo.

Ce matin, alors que je pars pour l'école, le téléphone sonne. Par chance, c'est moi qui décroche. Maman est au marché et papa sous la douche. C'est Florence.

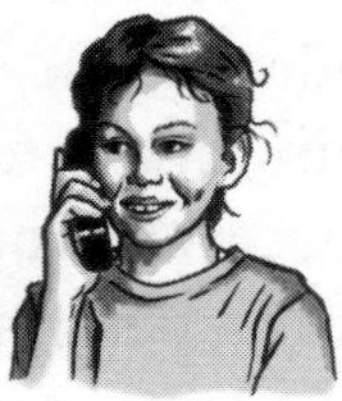

– Caveri, notre éléphante, va accoucher d'un moment à l'autre. Une naissance d'éléphant dans un zoo, c'est rare. La dernière a eu lieu il y a cinq ans et comme la maman porte le bébé deux ans, si tu manques celle-là, tu n'en verras pas d'autre avant longtemps !

– Mais j'ai classe, moi…

– Ah, c'est vrai, j'avais oublié. Alors tant pis, les études avant tout. Viens dans l'après-midi.

À peine ai-je raccroché que ma décision est prise : je n'irai pas en cours. Ce serait trop bête de manquer les premiers pas d'un bébé éléphant. Et comme j'ai gardé le caméscope, je suis prête pour jouer les reporters.

Je prends de l'argent dans ma tirelire pour payer le RER, je vide mon sac du matériel scolaire, j'y cache le caméscope et je quitte la maison comme si j'allais à l'école. S'il n'y a pas d'imprévu, je serai de retour à midi et maman ne se sera aperçue de rien. Demain, j'expliquerai mon absence à Mme Capelle qui me comprendra.

Ne pas prévenir Tanguy et Camille m'ennuie, mais ça prendrait trop de temps et je n'ai pas une minute à perdre. En plus, j'avoue que cette escapade en solitaire ne me déplaît pas. Elle a un goût d'aventure et d'interdit assez savoureux.

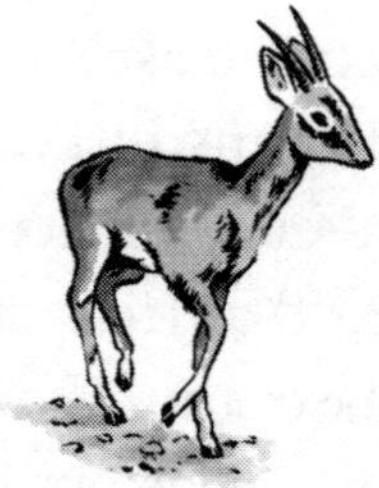

À neuf heures et demie, je suis au zoo. Surprise de me voir, Florence me pose des questions auxquelles je réponds évasivement, mais elle est si préoccupée qu'elle ne m'écoute pas vraiment. Tant mieux. Elle me conduit tout de suite vers Caveri qui a été isolée des autres éléphants.

Rapidement, elle me présente Louis, le soigneur des éléphants. Il me sourit, pourtant il a l'air soucieux.

Le bébé éléphant est déjà né. Je suis déçue, et Florence l'est autant que moi.

– C'est incroyable, je suis restée avec Caveri une partie de la nuit, je l'ai quittée vers quatre heures du matin pour dormir un peu et lorsque je suis revenue, juste après t'avoir téléphoné, l'éléphanteau était là.

– Il ne se lève pas ? dis-je en le voyant couché sur la paille.

– Il devrait, mais il est trop gros pour y arriver seul. Même sa mère n'a pas réussi à le mettre sur ses pattes. Il tient de son père, Siam, qui pesait huit tonnes ! C'était le plus grand éléphant d'Asie en captivité. Son fils doit bien peser cent quarante kilos !

– Qu'est-ce qu'il va devenir s'il ne peut pas se lever et tenir debout ?

– Il risque la mort, parce que son poids empêche le sang de circuler.

La vision abominable de l'agonie du bébé éléphant me fait réagir violemment :

– C'est affreux ! Il faut l'aider !

– Nous voudrions bien, mais sa mère ne nous laisse pas approcher. On va encore essayer. Tiens, bouge cette branche derrière la grille en hurlant le plus fort possible pour attirer Caveri, si elle vient vers toi, nous pourrons peut-être sortir Tisiam.

Mais j'ai beau agiter la branche de toutes mes forces, hurler, gesticuler, Caveri détourne à peine la tête et ne s'écarte pas de son petit.

– Changeons de tactique. Je vais entrer dans l'enclos. Si elle me charge, je cours vers la porte conduisant à l'autre box et le tour est joué.

– C'est dangereux, mademoiselle, assure Louis, le soigneur.

– Un peu, mais je n'ai pas d'autre idée pour éloigner la mère de son petit.

Je trouve ma tante très courageuse. Je suis fière d'être sa nièce, mais aussi terriblement angoissée.

Florence pénètre dans l'enclos et excite Caveri par de grands gestes. Furieuse, l'éléphante lève sa trompe et barrit. Son cri résonne entre les murs et me donne le frisson.

Je tiens fermement le caméscope pour ne rien manquer de la scène, mais j'ai bien envie de me boucher les oreilles de mes deux mains.

La mère a compris le stratagème. Elle avance d'un pas, barrit encore, balance sa trompe d'un côté et de l'autre, martèle le sol de sa lourde patte comme pour intimer à Florence l'ordre de reculer.

J'ai la gorge sèche. Je m'attends à chaque seconde à ce que ma tante soit bousculée et renversée par l'éléphante.

Florence est obligée de sortir de l'enclos.

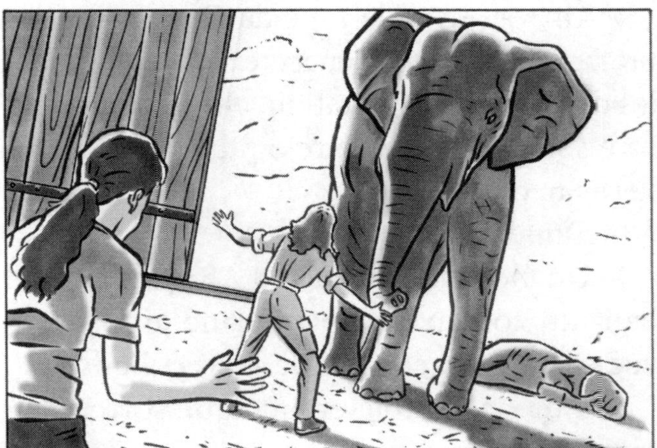

– On n'y arrivera pas, elle ne s'éloigne pas suffisamment de son petit, et plus les heures s'écoulent, plus Tisiam s'ankylose et s'affaiblit parce qu'il ne peut pas téter. S'il reste encore ainsi deux ou trois heures, il aura d'importantes séquelles.

Voir ce bébé éléphant couché et sa mère tourner autour de lui sans pouvoir l'aider m'est insupportable et les larmes me viennent aux yeux.

– Il faut absolument trouver un truc pour éloigner la mère, dis-je en refoulant mes pleurs.

Florence réfléchit silencieusement et décide :

– On va ouvrir la cage de Coco, c'est son préféré. Comme elle en a été séparée pendant les deux ans de la gestation, elle laissera peut-être son petit pour le rejoindre. C'est notre dernière chance.

– Qui est Coco ?

– Un éléphant pygmée d'Afrique. Le seul dans un zoo en Europe. Quand je suis arrivée, on m'a raconté que Caveri l'adorait ! L'amour impossible en quelque sorte, plaisante Florence.

Une porte s'ouvre dans le fond de l'enclos et Coco apparaît. Il est effectivement beaucoup plus petit que Caveri. On dirait un mini éléphant.

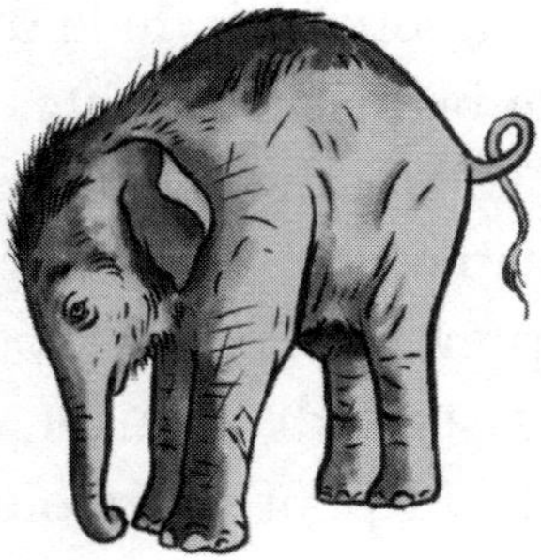

Lorsqu'elle l'aperçoit, Caveri hésite, agite sa trompe, semble caresser son bébé, puis s'en détourne et se dirige vers Coco qu'un autre soigneur tient solidement par une chaîne pour obliger l'éléphante à s'approcher.

– Vite ! ordonne Florence à trois soigneurs venus lui prêter main-forte, glissons Tisiam sur une civière !

En quelques minutes, Tisiam est soulevé et emporté dans une salle du laboratoire.

Dès que nous arrivons dans la pièce, Florence et Louis essaient de mettre Tisiam debout, mais il s'effondre lourdement. Ses pattes ne le supportent pas.

– Il est resté trop longtemps couché, son sang circule mal, déplore ma tante. On va le masser pour activer la circulation sanguine.

Les barrissements déchirants de Caveri, qui vient de s'apercevoir de la disparition de son petit, troublent l'éléphanteau qui remue la trompe et les oreilles et crie à son tour.

Florence ferme portes et fenêtres et allume la radio à fond pour couvrir les appels de Caveri.

– Tisiam risque de refuser de vivre s'il comprend qu'il ne peut pas rejoindre sa mère.

Elle commence les massages. Je filme ses gestes. Les soigneurs sont repartis à leur travail. Parfois, je m'arrête pour caresser la tête de Tisiam et lui murmurer des mots réconfortants et un peu bêtes comme ceux que les mamans utilisent avec leur bébé, du genre « Allez gros paresseux, un effort ! » ou « Accroche-toi ma puce, tu vas t'en sortir ».

J'ai vraiment la sensation de participer à un événement exceptionnel : le sauvetage d'un bébé éléphant.

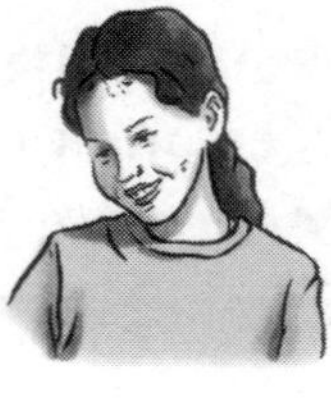

Une heure plus tard, Florence se redresse, cambre le dos et se plaint :

– Hou ! Je ne sens plus ni mes mains ni mes bras. Il faut frotter fort, la peau de l'éléphant est épaisse. Tu peux me remplacer ?

Moi ? Soigner un éléphant ? Je ne saurai pas et pourtant, j'en ai très envie. Il semble si doux, si fragile et si malheureux.

Je m'agenouille à côté de lui et je masse ses pattes en remontant comme me l'a expliqué Florence.

Tout à coup, la porte s'entrebâille sur l'un des soigneurs qui a aidé au transport de Tisiam.

– Tu viens déjeuner, Florence ?

Ma tante consulte sa montre et s'étonne :

– Treize heures, déjà ! Non, merci Ludovic, Tisiam est mal en point, mais si tu nous apportais deux sandwichs, ce serait sympa.

Treize heures ! Mes parents doivent être morts d'angoisse et ça va chauffer pour moi. Florence lit la panique sur mon visage et me propose aussitôt :

– Je téléphone à ta mère, je lui expose la situation en prenant toute la faute sur moi, n'abandonne pas Tisiam, il a besoin de toi.

Je souris. Elle sort son portable, compose le numéro et parlemente avec ma mère.

Au début, la conversation paraît houleuse, mais tout semble s'arranger rapidement.

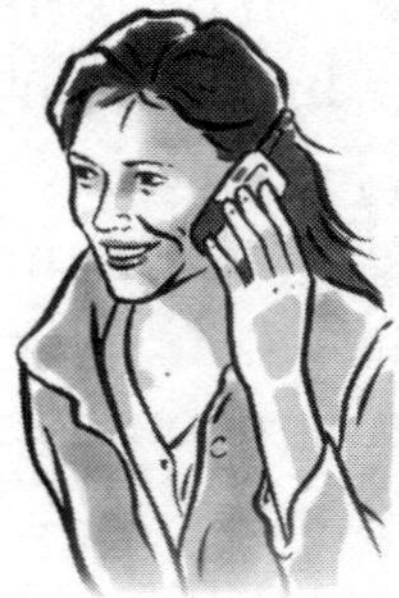

Elle coupe la communication en me disant :

– Voilà, tu es devenue mon assistante jusqu'à ce soir. Je te raccompagnerai chez toi, je suis invitée pour le dîner.

Je suis heureuse de travailler avec ma tante. J'ai l'impression qu'elle me fait confiance et ça me flatte. Pendant que l'une masse Tisiam, l'autre mange son sandwich. Puis nous inversons les rôles. Maintenant que l'atmosphère est plus détendue, j'ai besoin de bavarder un peu.

– Comment va Noé ?

– Très bien, dans une semaine, sa fracture ne sera plus qu'un mauvais souvenir. Et toi, l'école ?

– Super, surtout le reportage. C'est passionnant, beaucoup plus que les cours de maths !

– Pourtant pour devenir vétérinaire, les maths sont importantes.

Je bougonne :

– Je sais.

Je ne suis pas certaine de vouloir être vétérinaire.

Enfin, vers quatorze heures, Florence appelle Louis et Ludovic qui réussissent à mettre Tisiam debout. J'applaudis à cet exploit et, comme s'il était content de lui, l'éléphanteau barrit à nous écorcher les tympans.

– Maintenant, il doit bouger pour activer la circulation et puis pas question qu'il se recouche pour la sieste ! plaisante Florence.

Elle prend un ballon rouge dans un placard rempli de bric-à-brac et ajoute :

– Il appartient aux otaries. J'espère qu'elles ne m'en voudront pas si je le prête à Tisiam.

Elle le jette devant lui. Surpris, l'éléphanteau recule puis, emporté par la curiosité, il touche le ballon de sa trompe, le pousse vers moi. Je l'attrape et je l'envoie un peu plus loin. Comme s'il avait compris le jeu, il court derrière. Je pars à sa poursuite dans le couloir.

– Parfait ! me félicite Florence, cela me permet de m'assurer qu'il n'a pas de problèmes aux pattes.

De temps en temps, Tisiam s'arrête et barrit. Il a entendu les cris de détresse de sa mère et lui répond : « Je suis là, maman, je vais bien, je joue. » Enfin, ça c'est moi qui traduis, mais je ne dois pas être loin de la vérité.

À présent, Tisiam trotte comme un lapin… un gros lapin !

Il m'amuse et m'attendrit, il est un peu balourd, un peu pataud. Je l'embrasse entre les yeux, je le caresse et je le fais courir.

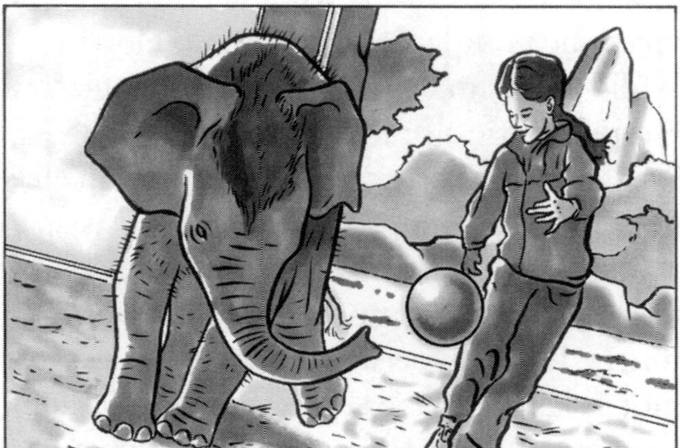

Au bout d'une heure, je n'en peux plus ! Florence prend la relève tandis que je saisis le caméscope pour filmer la partie de foot de Tisiam.

Mais il n'a bientôt plus envie de jouer. Il a faim et, comme tous les bébés, il commence à pleurer… enfin, à barrir si fort qu'il est impossible de s'entendre dans le local, d'autant qu'un peu plus loin Caveri lui répond.

Tisiam a repris tellement de forces qu'il me renverse dès que je l'approche. La faim l'énerve et Florence juge que le moment est venu de le ramener à sa mère.

Entouré de quatre soigneurs, Tisiam est conduit dans l'enclos où elle l'attend. Les retrouvailles sont émouvantes. Elle le touche de sa trompe comme pour l'embrasser et barrit de joie. Lui trottine sous son énorme ventre et trouve immédiatement la mamelle.

Je filme la scène en souriant. Ce sauvetage sera le clou de notre reportage, c'est sûr !

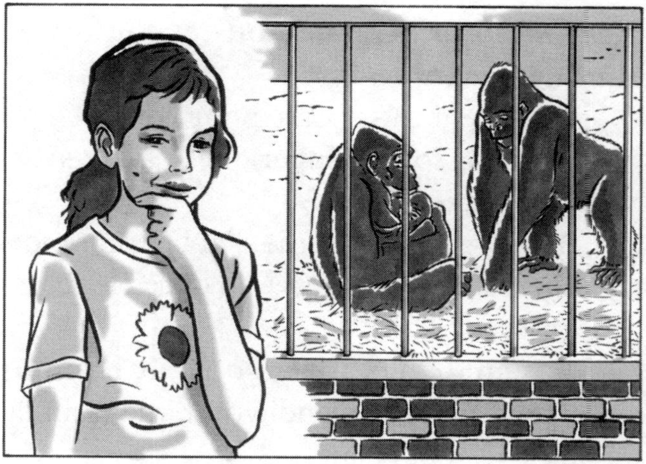

Championne du mensonge

Ce matin, en entrant dans la cour, j'annonce à l'équipe de tournage que j'ai filmé les premiers pas d'un bébé éléphant. La nouvelle est accueillie avec des cris de joie.

Tanguy, qui rêve de devenir vétérinaire, est furieux d'avoir raté ça et il m'en veut de ne pas l'avoir prévenu.

– La naissance d'un éléphant, c'est pas tous les jours ! râle-t-il.

– Évidemment, mais c'est comme ça, je n'y peux rien.

David s'approche de nous et s'informe, mine de rien :

– Comment ça se passe pour vous ?

Agacée par son air supérieur et assez satisfaite de moi, je réplique :

– Bien. Très bien même, j'ai fait un reportage sur les premiers pas d'un bébé éléphant, c'est rare.

– Pas mal, pas mal, consent-il, mais nous, on a filmé l'incendie d'un magasin de meubles. C'était géant !

Impressionné, Guillaume s'exclame, les yeux brillants de convoitise :

– L'incendie dont on a parlé à la télé ?

– Oui. Les pompiers ont réussi à sauver le gérant qui était coincé dans son bureau. On était un peu loin, mais avec le zoom, le résultat est hallucinant !

J'en reste bouche bée et je me dis qu'entre la vie d'un homme et celle d'un bébé éléphant, il n'y a pas photo ! Heureusement des copines viennent me poser des questions sur la vie des éléphants. J'avoue ne pas savoir grand-chose. Il faudra que j'interviewe Florence. Camille propose de se documenter et, lors du montage, de rajouter quelques lignes de commentaires sur la vie des animaux que nous avons filmés. C'est une bonne idée !

Un petit de CP rôde autour de nous et me demande avec aplomb :

– Je peux le voir, ton caméscope ?

– Ce n'est pas le mien, mais celui de l'école, lui dis-je en sortant l'appareil de sa housse.

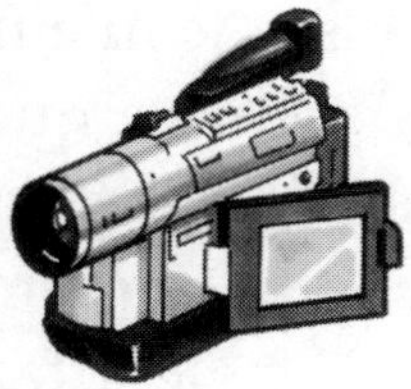

Il le prend, le tourne entre ses mains, fait semblant de filmer et murmure avec envie :

– Moi, plus tard, je serai « filmeur ».

Nous pouffons de rire et je corrige le petit en récupérant l'appareil pour le ranger dans mon sac :

– On ne dit pas « filmeur », mais cameraman.

Vexé, il me tire la langue et rejoint les enfants de sa classe. Guillaume, déçu de n'avoir pas encore tenu la caméra, me questionne un peu sèchement :

– Quand est-ce qu'on retourne au zoo ?

– Ma tante m'a proposé de venir dimanche. Elle est de garde.

– Je ne serai pas là, je pars tout le week-end chez mes grands-parents, se désole Thibaud.

– Et moi, je suis inscrit à un tournoi de tennis, enchaîne Guillaume.

Mon moral, déjà malmené, ne résiste pas à ces deux trahisons et je m'emporte :

– Il faudrait savoir ce que vous voulez ! Quand vous n'êtes pas avec nous, vous vous plaignez et quand l'occasion se présente vous avez autre chose à faire ! Si je comprends bien, je vais le faire toute seule, ce reportage !

– Oh, ne t'énerve pas, hein ! Je suis certain que ça ne te déplaît pas. Et puis, le zoo, c'est toi qui l'as proposé et c'est ta tante qui y travaille. Moi, j'aurais préféré filmer les animaux en liberté, c'est beaucoup plus beau. En cage, ils sont malheureux ! s'emporte Guillaume.

– Non, ils ne sont pas malheureux. Ils sont bien nourris, soignés, et ils vivent plus vieux que dans la nature parce qu'ils ne sont pas tués par leurs prédateurs !

– Oui, mais ils sont enfermés. Moi, je préférerais mourir plutôt que de vivre dans une cage.

Cette affirmation me brise le cœur, d'autant que je la partage. Pourtant depuis que ma tante m'a expliqué les bienfaits des zoos, j'ai un peu changé d'avis, et je répète les informations qu'elle m'a données :

– D'accord. Pourtant s'il n'y avait pas de zoos, personne ne connaîtrait tous ces animaux sauvages. Tu es bien content de savoir à quoi ressemble un lion, un ours ou un éléphant ?

– Oui, mais c'est moche qu'ils soient privés de leur liberté.

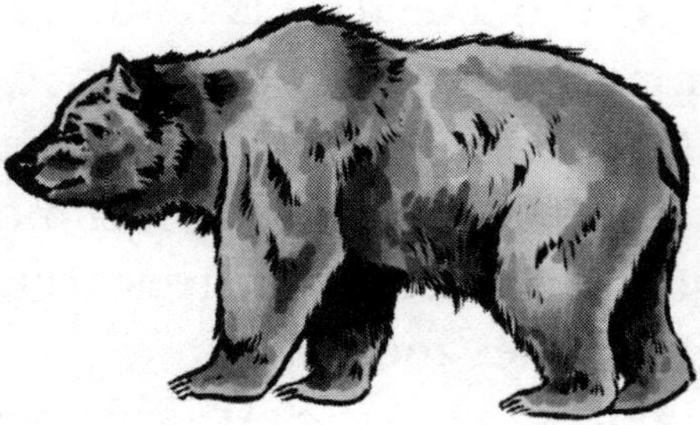

– C'est vrai. Heureusement, il y a de plus en plus de parcs où les animaux ont de l'espace et vivent en semi-liberté ! Et puis les zoos permettent aussi de sauver certaines espèces en voie de disparition. Ma tante m'a expliqué qu'il restait très peu d'oryx algazelles et...

– C'est quoi, cette bestiole ? me coupe Guillaume.

– Une antilope avec de longues cornes courbées au bout. Maintenant, grâce à des naissances dans certains zoos, on a pu en réintroduire dans leur milieu naturel en Afrique. S'il n'y avait pas eu de zoos, il n'y aurait peut-être plus d'oryx algazelles sur la terre !

– Y a pas de solution miracle, quoi ! conclut Thibaud.

– Sûr, mais je continue à penser que les animaux sont mieux dans la nature, s'entête Guillaume.

Il m'agace, il m'agace, il m'agace parce que je sais qu'il a raison, même si moi aussi j'ai raison ! Je cherche d'autres arguments pour défendre les zoos :

– Ah, oui, parce que c'est facile peut-être d'approcher des éléphants, des girafes et des tigres en liberté !

Guillaume hausse les épaules et nous annonce avant de s'éloigner :

– Ne comptez plus sur moi, je démissionne.

C'est la goutte d'eau qui fait déborder le vase et je hurle à son intention :

– Tant pis, on se débrouillera sans toi !

Tanguy me pose la main sur le bras.

– Calme-toi, ce n'est pas parce que nous serons moins nombreux que notre reportage sera moins bon.

Mais ma belle assurance s'est envolée. A-t-on une chance de gagner devant les pompiers, sans compter tous les autres CM2 qui vont participer ?

– Ce n'est que le début de la compétition et nous aurons d'autres animaux et d'autres situations passionnantes à filmer, m'encourage Tanguy.

Je lui décoche un sourire un peu forcé, j'ai le moral dans les chaussettes. Finalement, est-ce que vétérinaire de zoo était une bonne idée ?

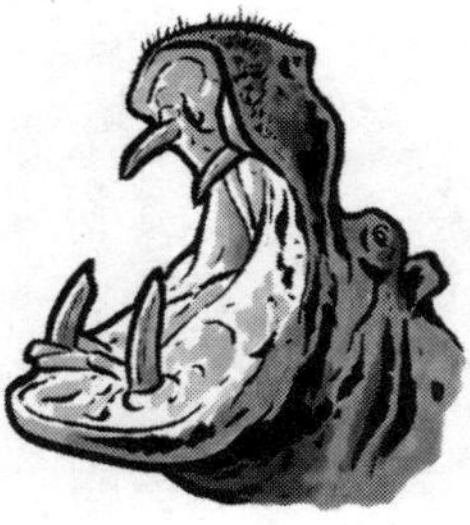

À quatre heures et demie, lorsque j'arrive à la maison, ma mère me tombe dessus.

– Il n'est pas question que tu passes tes journées au zoo !

Je trouve bizarre qu'elle me dise ça maintenant. Au dîner, en présence de Florence, elle a été gentille et a même accepté de me faire un mot d'excuse pour la maîtresse. Du coup, je lui ai promis de ne plus manquer la classe et de ne plus partir sans son accord. Pourquoi revient-elle sur le sujet ce soir ? Je décide de jouer la fille sage et docile, je réponds :

– Bien sûr, maman !

– Sinon ton travail scolaire va en souffrir et ce n'est pas ce reportage qui te fera progresser en dictée ou en maths.

Je me mords la lèvre, parce que, justement j'ai eu une mauvaise note en maths. En classe, je ne pensais qu'à Tisiam et je ne parvenais pas à me concentrer sur mes exercices

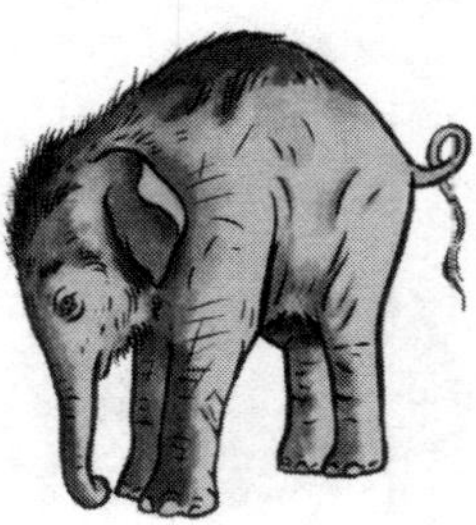

Maman n'ajoute rien. Pourtant, je jurerais qu'il y a quelque chose de nouveau. C'est le moment d'attaquer ! Prenant un ton innocent, je lance :

– Florence a appelé ?

– Oui. Je lui ai répondu que tu n'avais pas le temps.

– Le temps pour quoi ?

– Je ne sais pas... une histoire de tigre. Tu verras ça avec elle dimanche prochain. File faire tes devoirs, tu me réciteras tes leçons avant le repas.

Je vais dans ma chambre. Moustique, mon chat, qui dort sur mon lit, ouvre un œil, se lève, s'étire et s'approche, la queue en panache, pour quémander une caresse. Je lui grattouille la cime du crâne, entre les deux oreilles. Il ronronne de plaisir. Je m'assois sur mon lit. Moustique grimpe sur mes genoux et je lui fais la conversation en le caressant :

– Un tigre ? Est-ce que Florence a téléphoné pour me prévenir qu'un tigre allait naître ? Ou parce qu'un tigre s'est échappé du zoo ? Ce doit être quelque chose d'important. Elle a compris, elle, que ce reportage était capital pour la classe et pour moi. Ça ne pourra pas attendre dimanche. Il faut absolument que je lui téléphone. Mais avec maman dans l'appartement, impossible !

Soudain, j'ai une idée ! Je sors de ma chambre en adoptant une mine désolée et j'annonce à ma mère :

– J'ai oublié mon livre d'histoire dans mon casier, je vais chez Camille, elle me prêtera le sien !

– Ah, j'avais raison. Ces animaux te tournent la tête !

Zut, je n'avais pas prévu qu'elle réagirait ainsi.

– Pas du tout. C'est à cause de... l'équipe des pompiers, on s'est disputés pendant la récréation, ça m'a énervée ; du coup, j'ai oublié mon livre.

Ma mère lève les yeux au ciel et ajoute avec fermeté :

– Bon, d'accord, mais ne traîne pas en chemin.

En cinq minutes, je suis chez Camille. Je lui explique rapidement le but de ma visite et je téléphone à Florence.

– Tu m'as appelée à propos d'un tigre ?

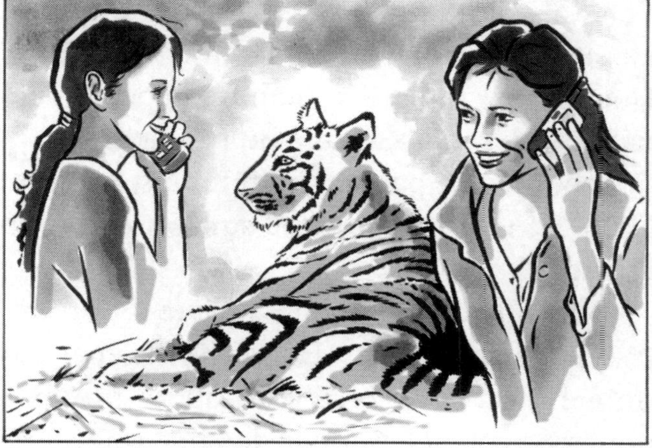

– Oui. C'est Cathy, la tigresse, qui est malade. Je la traite depuis dix jours aux antibiotiques, mais elle ne guérit pas. Je dois l'opérer mercredi. Si vous voulez venir.

– Bien sûr. Je préviens les autres. À mercredi !

Je retrouve mon enthousiasme et, après avoir raccroché, j'informe Camille :

– On tient un nouveau sujet d'enfer ! Ma tante va opérer une tigresse, mercredi. Il ne faut pas rater ça !

– Je peux pas, j'ai mon cours de danse ! se lamente Camille.

Je m'apprête à répliquer que l'opération d'un tigre est plus importante qu'un cours de danse, lorsque je me rappelle que moi aussi, j'ai un empêchement : l'orthodontiste. Une fois par mois, il règle mon appareil dentaire et j'ai rendez-vous à quinze heures.

Déboussolée par ce contretemps, je quitte Camille. Elle me rattrape sur le trottoir en criant :

– Eh, attends, tu oublies le livre d'histoire !

– Je m'en moque. En vérité, je n'ai pas oublié mon livre, ce n'était qu'un prétexte pour pouvoir téléphoner de chez toi. Merci quand même et à plus !

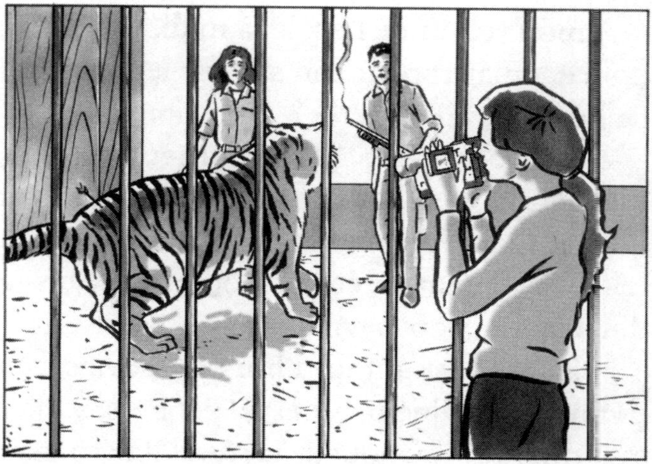

Une tigresse en danger

Tanguy et Thibaud m'ont promis de venir. Camille hésite. Son prof doit choisir celle qui dansera le solo d'un ballet hyper important pour le gala de fin d'année. Si elle n'assiste pas au cours, elle n'a aucune chance d'être sélectionnée. Je la comprends et je l'excuse. De toute façon, moi je ne sais pas encore comment éviter l'orthodontiste.

Heureusement ma mère me tire d'embarras sans le vouloir.

À mon retour de l'école, à midi, elle m'annonce, en attrapant son sac sur le guéridon de l'entrée :

– Ce soir, c'est notre anniversaire de mariage, je vais chez le coiffeur. Réchauffe-toi un plat surgelé. Je me sauve, je suis en retard.

– Mais, maman, et l'orthodontiste ? dis-je d'une petite voix navrée.

– Zut ! C'est aujourd'hui ? Je croyais que c'était la semaine prochaine ! Tu peux y aller sans moi, c'est au bout de la rue et il te connaît bien.

– OK. Pas de problème.

J'ajoute même pour être gentille :

– Fais-toi belle !

Maman m'embrasse et sort. Dès qu'elle referme la porte, j'écris rapidement sur une feuille : « Camille m'invite à déjeuner chez elle. Après on travaillera sur notre exposé. Je serai de retour vers cinq heures. »

Pour mon rendez-vous manqué chez l'orthodontiste, j'aviserai le moment venu. Je mets mes tennis, enfile mon blouson, prends le caméscope et cours jusqu'à l'arrêt du RER.

Tanguy y est déjà, ses rollers sur l'épaule. Il rouspète :

– Une demi-heure que j'attends !

Je lui raconte comment je me suis débrouillée pour échapper à l'orthodontiste et avoir l'après-midi libre, puis désignant ses rollers du menton, je l'interroge, curieuse :

– Tu en avais besoin pour aller au zoo ?

– Non, grogne-t-il, mais j'ai dit à ma mère que j'allais en faire avec Guillaume. Elle ne m'aurait pas laissé partir si elle savait que je retourne au zoo et qu'aucun adulte ne nous accompagne.

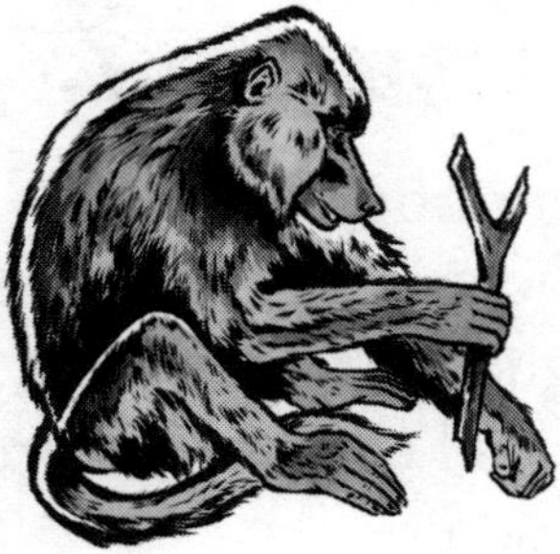

J'éclate de rire. Tanguy va devenir aussi bon que moi en mensonge. Lui ne rit pas et avance vers le portillon automatique du RER. Je m'étonne :

– On n'attend pas Thibaud ?

– Il m'a téléphoné qu'il ne viendrait pas. Il doit garder sa petite sœur.

– Le pauvre, il n'a pas de pot !

Dans le fond, je suis plutôt contente d'être seule avec Tanguy. Je l'aime bien. Pour tout dire je suis carrément amoureuse de lui, mais il ne s'en aperçoit même pas. C'est rageant. Il croit que ce qui m'attire en lui c'est sa passion des animaux, mais il n'y a pas que ça. Peut-être s'en rendra-t-il compte un jour ?

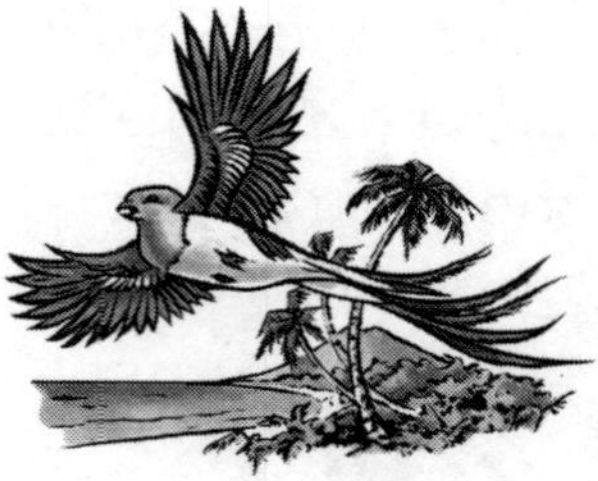

Une fois au zoo, nous allons immédiatement au bureau de Florence. Personne. Louis, le soigneur des éléphants, nous signale qu'elle est dans l'enclos des tigres et accepte de nous y conduire.

Quelle odeur ! Je me bouche le nez. Tanguy rigole et feint de humer l'air avec délice. Devant une cage où une tigresse rugit, j'aperçois Florence armée d'un fusil, une grande fille blonde vêtue d'une salopette bleue et deux soigneurs.

– Ah, tu as pu te libérer, tant mieux, me dit ma tante.

Elle m'embrasse, serre la main de Tanguy et fait brièvement les présentations :

– Constance, assistante vétérinaire, Bernard et Cédric les soigneurs des tigres.

Puis elle poursuit :

– La première étape, c'est d'endormir Cathy.

Pour l'instant, sans doute avertie par un sixième sens, la tigresse tourne dans sa cage, bondit contre les barreaux et rugit de colère. C'est une bête magnifique, puissante, et lorsqu'elle ouvre la gueule, on voit ses crocs acérés. C'est drôlement impressionnant.

Florence, le fusil à l'épaule, attend le moment propice pour lui envoyer une seringue remplie d'un anesthésique.

Je sors le caméscope de sa housse et je commence à filmer, puis je me ravise et je le tends à Tanguy. Il a raté les premiers pas de Tisiam, il doit prendre sa revanche.

Soudain, le coup part, la seringue se plante dans la cuisse de Cathy qui pousse un énorme rugissement et se rue sur les barreaux de la cage comme si elle voulait dévorer celle qui a osé la piquer. Instinctivement, Tanguy et moi, nous nous reculons.

Florence nous rassure :

– Il n'y a rien à craindre. Les barreaux sont solides. À présent, il n'y a plus qu'à attendre qu'elle s'endorme.

Moi, j'ai un peu de peine pour Cathy. Je déteste les piqûres. Je voudrais lui expliquer que c'est pour son bien, mais je me tais pour ne pas être ridicule. Ma tante, qui n'en est certainement pas à sa première opération, a rangé son fusil et bavarde avec Constance et les soigneurs. J'essaie de me décontracter en demandant des nouvelles de Tisiam.

– Il va bien. Il ne lâche plus sa mère d'une trompe ! plaisante-t-elle.

– Il mange comme quatre et il est bien parti pour être aussi grand et fort que son père ! ajoute Constance.

Cathy continue à marcher en rond dans la cage, mais son pas est moins ferme, elle chancelle, trébuche, titube comme si elle était ivre et, brusquement, elle s'affale de tout son long. Sa tête dodeline encore un peu, puis son corps se détend. Elle ne bouge plus. Elle ressemble à une énorme peluche. Florence entrouvre la porte, pousse du pied l'arrière-train de la tigresse. Aucune réaction.

Elle entre, suivie de Constance et de Cédric. Bernard reste avec nous. À mon avis, c'est pour pouvoir prévenir d'autres membres de l'équipe en cas de problème. Cette pensée me glace. Ma tante se penche sur Cathy, lui prend le pouls à une patte, lui examine la pupille. Elle paraît soucieuse. Il se passe quelque chose d'anormal.

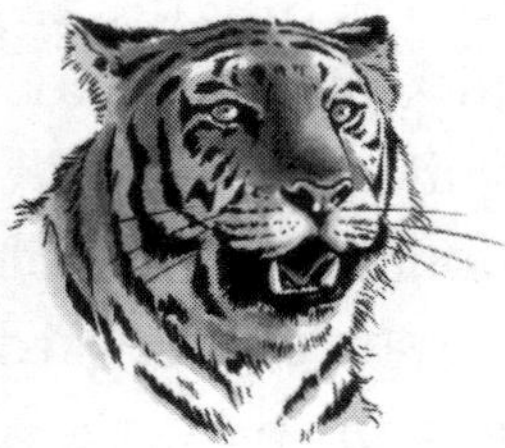

– Arrêt respiratoire ! Vite, massage cardiaque ! s'écrie-t-elle affolée.

Je m'inquiète :

– Elle va mourir ?

– C'est un risque. Les tigres ont souvent des réactions de ce genre à l'anesthésie.

Elle appuie avec force sur les côtes de Cathy et ordonne :

– Cédric, tire-lui la langue ! Elle est bleue ? Zut, il faut ventiler. Pose-lui un padane pour bloquer sa mâchoire et permettre à l'air d'entrer, puis tire sur sa langue d'un geste régulier.

– Vous avez besoin d'aide ? propose Bernard.

– Non, on manque d'espace dans cette cage et puis je ne vois pas ce qu'on peut faire de plus, répond Florence.

Tout en continuant le massage cardiaque, elle s'adresse à la tigresse pour l'encourager :

– Allez, Cathy, reviens !

Les secondes s'écoulent, angoissantes. Je ne supporterai pas d'assister à la mort de cette bête magnifique.

Je croise les doigts et je prie silencieusement pour qu'elle s'en sorte. Je regarde Tanguy. Ses mains tremblent un peu. Le film sera flou. Tant pis, seule la vie de Cathy compte.

Pendant que Cédric continue à lui tirer la langue régulièrement et que Constance lui masse énergiquement une oreille, Florence prépare une nouvelle seringue.

– Je lui injecte un antagoniste pour la réveiller, c'est le contraire d'un anesthésique.

Puis s'adressant à la jeune assistante :

– Le pouls ? interroge-t-elle.

– Rien.

– Bon sang, Cathy, tu ne vas pas me faire ça ! supplie encore Florence.

Sans doute pour déstresser tout le monde, Cédric plaisante :

– Hou, quelle haleine de chacal ! Elle devrait utiliser un dentifrice mentholé.

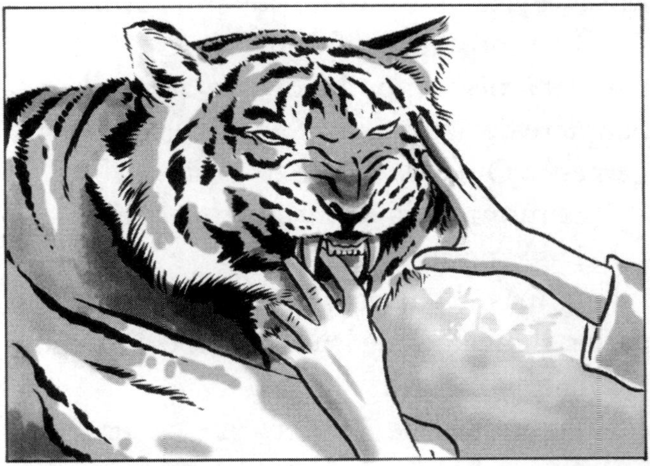

Mais personne ne rit. Moi, je n'en peux plus. Cathy ressemble à un gros chat. En passant ma main entre les barreaux, je pourrais la caresser et toucher les coussinets de son énorme patte. Je n'ose pas. Un fauve, même anesthésié, continue à imposer un étrange respect mêlé de crainte. Je plonge mon regard dans ses grands yeux noirs inertes comme si j'avais le pouvoir de les faire vivre. Soudain, il me semble apercevoir un signe de vie, un frémissement…

Ce n'est peut-être que l'effet de mon imagination. Je voudrais tellement que Cathy se réveille. Je fixe avec attention le museau de la tigresse et soudain… Mon cœur s'emballe. Mais Cédric, plus rapide que moi, affirme :

– La moustache a frémi !

– Tu crois ? répond Florence qui soulève la paupière de la tigresse et constate avec soulagement : Oui, elle cligne de l'œil.

À ce moment-là, Constance s'écrie :

– J'ai le pouls !

Je souris à Tanguy, mais je ne peux pas parler. Il me désigne le caméscope d'un mouvement du menton.

– J'ai tout filmé. J'espère que ce sera bon.

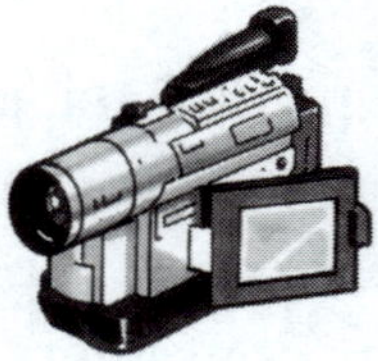

Moi aussi, je l'espère, mais ce film me paraît dérisoire par rapport au drame qui se déroule devant nous.

Florence s'éponge le front de la manche de sa blouse, donne une claque sur l'arrière-train de la tigresse et claironne :

– Bravo Cathy, tu es une championne ! Vite, avant qu'elle ne se réveille complètement, je l'examine et je lui fais une prise de sang. L'opération sera pour un autre jour.

D'une main sûre et rapide, Florence effectue les prélèvements. Les pattes de Cathy commencent à bouger. J'ai envie de dire à ma tante : « Dépêche-toi, elle va te dévorer ! » Je ne quitte pas la tigresse des yeux.

La peur a changé de camp et je ne tremble plus pour la vie de Cathy, mais pour celle de Florence.

– Voilà, j'ai ce qu'il me faut, n'oubliez pas de lui enlever le padane, dit Florence au soigneur.

Cédric essaie d'ôter le ressort de la gueule de la tigresse sans y parvenir. Pendant ce temps, Cathy retrouve ses esprits. Ses yeux perdent leur fixité. On voit maintenant sa respiration soulever ses côtes.

– Ah, la chance n'est pas avec nous aujourd'hui ! se désole Florence.

Elle bloque du pied la tête de Cathy et approche les doigts de sa gueule. La trouille me coupe le souffle. Le padane est bloqué par les incisives !

Cathy tend ses pattes arrière. J'ai chaud et j'ai la main sur la bouche, prête à arrêter un cri d'horreur.

Florence bataille quelques secondes puis extrait le morceau de métal de la gueule de la tigresse. Ce geste réveille tout à fait Cathy qui s'étire, se passe la langue sur le museau et soulève sa tête.

Florence, Constance et Cédric sortent précipitamment de la cage et referment la porte. Je me jette dans les bras de ma tante. Les larmes me montent aux yeux. C'est idiot, je sais, mais je suis si heureuse qu'elle ait pu sauver Cathy et qu'elle ne soit pas blessée.

– Ouf ! Tout s'est bien terminé, mais si tu veux devenir vétérinaire, il faudra que tu aies les nerfs plus solides ! lance-t-elle d'un ton enjoué comme si elle évacuait le stress des minutes précédentes.

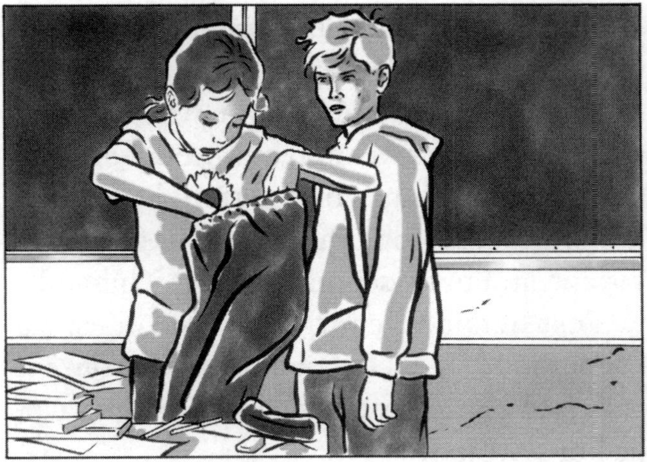

Le caméscope a disparu !

Jeudi matin, Tanguy et moi, satisfaits de notre reportage, arrivons à l'école le sourire aux lèvres.

La veille, pourtant, j'ai eu quelques difficultés à expliquer à ma mère l'oubli de mon rendez-vous chez l'orthodontiste. Elle m'a répété encore une fois :

– Je parie que tu pensais à tes animaux !

Je m'en tirais assez bien et je ne regrettais pas mon déplacement au zoo.

Nous annonçons aux copains qu'on tient un sujet génial. L'équipe des pompiers vient tourner autour de nous. Apparemment, ils n'ont rien de nouveau. Nous prenons l'avantage et nos partisans manifestent leur joie :

– Sûr, c'est nous qui allons le gagner ce voyage au Futuroscope ! se vante Thibaud.

C'est encourageant, mais tout n'est pas encore joué. Des centaines de CM2 sont inscrits à ce concours et eux aussi doivent avoir de bons projets.

Dans la classe, Mme Capelle tente de calmer notre excitation en proposant :

– Tanguy, j'ai l'impression que ce que tu as filmé est passionnant et nous aimerions en profiter. Peux-tu me donner le caméscope ? Nous visionnerons la cassette sur la télévision.

Tanguy, rouge de fierté, se baisse pour attraper l'appareil rangé dans son sac. Il cherche. Pose sur sa table ses livres, ses cahiers, sa trousse, s'énerve, se lève et bredouille :

– Je... je n'ai pas le caméscope.

D'un bond, je suis à côté de lui. Incrédule, je passe la main dans le sac vide.

– Tu l'as perdu ? Ne me dis pas que tu l'as perdu ? Tu as dû l'oublier chez toi.

– Peut-être. Pourtant, il me semble avoir vérifié mon sac avant de partir, murmure-t-il d'une voix hésitante.

– Et il y était ?

– Ben oui, enfin, je crois.

J'ai du mal à contenir ma déception et ma colère, je le houspille :

– Tu crois ou tu en es sûr ?

– Je ne sais plus, moi, se lamente Tanguy.

Et on dit que les filles sont étourdies ! Les garçons ne valent pas mieux. La classe s'impatiente, bavarde, ricane.

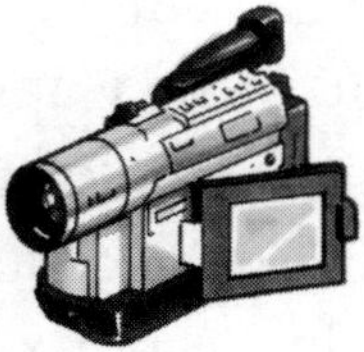

– Allons, ce n'est pas bien grave, dit la maîtresse. Je suis certaine que Tanguy a oublié le caméscope chez lui, il l'apportera cet après-midi. Sortez votre cahier et votre livre. Exercice numéro huit, page vingt-quatre.

Des murmures de protestation s'élèvent. Des maths à la place d'un film vidéo, c'est beaucoup moins drôle ! J'ouvre mon livre et je lis l'énoncé du problème sans en saisir le sens. Pourvu que Tanguy n'ait pas perdu le caméscope de l'école !

Je lui pose à nouveau la question à voix basse.

– C'est possible. Mon sac était trop plein, je n'ai pas pu le fermer et comme j'étais en retard, j'ai couru, le sac sautait dans mon dos, le caméscope est peut-être tombé.

– S'il est perdu ou cassé, qu'est-ce qu'on va entendre ! Tu aurais pu faire attention !

– Oui, j'aurais pu, réplique-t-il abattu.

– Et il y avait tout le reportage à l'intérieur. C'est la méga cata !

– Chut ! souffle Mme Capelle dont la craie s'arrête de crisser contre le tableau, on oublie le caméscope et on se concentre sur son travail.

Facile à dire. Je ne peux pas. Je pense à Noé, Tisiam et Cathy que personne ne verra jamais. Je pense à notre reportage qui devait nous rapporter le premier prix. Je pense que toute la classe va se moquer de nous. Je pense aux mensonges que j'ai inventés pour aller au zoo. J'ai envie de pleurer. J'en veux terriblement à Tanguy. Si c'était moi qui avais gardé le caméscope, j'en aurais pris soin comme de la prunelle de mes yeux.

La matinée n'en finit pas. À la récré de dix heures, la classe nous harcèle :

– Eh ben, moi qui croyais qu'on allait gagner le voyage, commence Guillaume.

– Pour paumer le caméscope de la maîtresse, faut pas être futé, ajoute Émilien.

– Tu as raison, je regrette de ne pas être dans l'autre CM2. Il paraît que ton cousin et son équipe ont filmé l'entraînement des chiens de décombres, dit Jordan.

– Ouais, un super reportage et eux, au moins, ils ne perdent pas le matériel, se moque Émilien, rejoint par son cousin et sa classe qui envahissent la cour.

Tanguy serre les poings, mais il ne se battra pas, il déteste la bagarre. Je prends sa défense :

– Le caméscope n'est pas perdu. Tanguy l'a tout simplement oublié sur son bureau !

David et son cousin ricanent :

– C'est ça, c'est ça, on en reparlera ce soir.

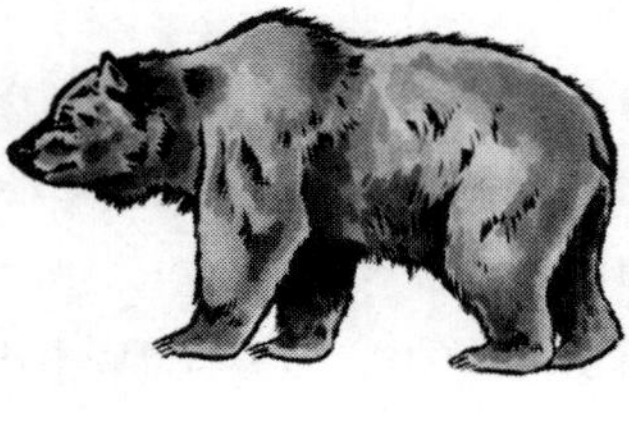

Dès que la sonnette indiquant la fin de la matinée grésille, Tanguy quitte la classe. Je lui emboîte le pas, et je suggère :

– On va reprendre le chemin que tu as parcouru ce matin et regarder si on ne trouve pas l'appareil.

– Si quelqu'un l'a vu, il y a des chances pour qu'il l'ait gardé pour lui !

– À moins qu'il l'ait apporté à la mairie aux objets trouvés. J'irai ce soir après l'école.

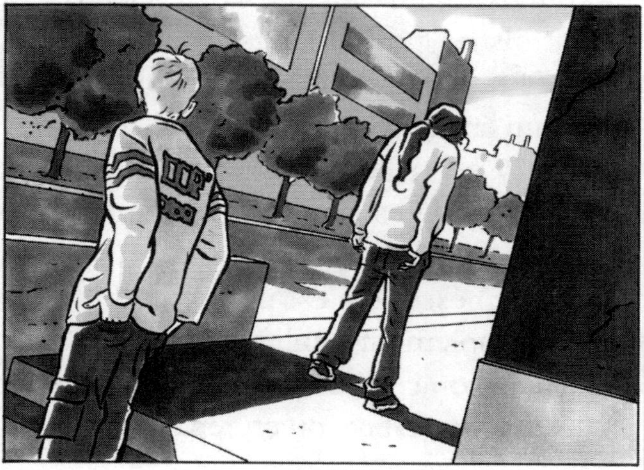

Tanguy n'y croit pas trop. Moi non plus. Pourtant, je refuse de me laisser envahir par le pessimisme.

On avance, les yeux fixés au sol.

Quand on arrive devant chez lui les mains vides, Tanguy pousse un soupir résigné.

– C'était à prévoir.

Nous entrons dans la maison. Sa mère, qui prépare le repas, me propose :

– Tu manges avec nous, Olympe ?

– Heu, non, merci, madame, j'ai juste accompagné Tanguy.

Après avoir lancé un rapide : « Salut, m'an », il monte quatre à quatre les escaliers qui conduisent à l'étage.

Pour tromper mon attente, je caresse le chat que nous avons sauvé l'année dernière.

Bientôt Tanguy dévale l'escalier et bredouille :

– Olympe, le caméscope n'est pas dans ma chambre !

– Quoi ? crie sa mère, tu as perdu le caméscope de l'école ?

– Il a dû tomber de mon sac ce matin.

– Et qu'a dit la maîtresse ?

– Heu… rien pour l'instant.

– J'irai la voir ce soir. J'espère que l'appareil était assuré, sinon…

– Je travaillerai pour rembourser, suggère Tanguy en reniflant.

– Je t'aiderai. On est dans la même équipe, il faut partager les bonnes et les mauvaises choses, dis-je.

– C'est gentil, convient Mme Dufresne.

Elle ébouriffe les cheveux de son fils et le réconforte :

– Allez, sèche tes larmes, c'est moins grave qu'une jambe cassée et puis tu vas peut-être le retrouver.

– Non. C'est fichu, on ne pourra pas terminer le film et on ne gagnera pas le prix. Les autres vont m'en vouloir à mort !

Là, il n'a pas tort. On n'a pas fini d'être la risée de l'école.

Mais inutile de retourner le couteau dans la plaie, je préfère lui remonter le moral.

– N'y pense plus. À tout à l'heure, je t'attendrai devant l'école !

Pourtant je sais bien qu'il ne va penser qu'à ça, comme moi d'ailleurs.

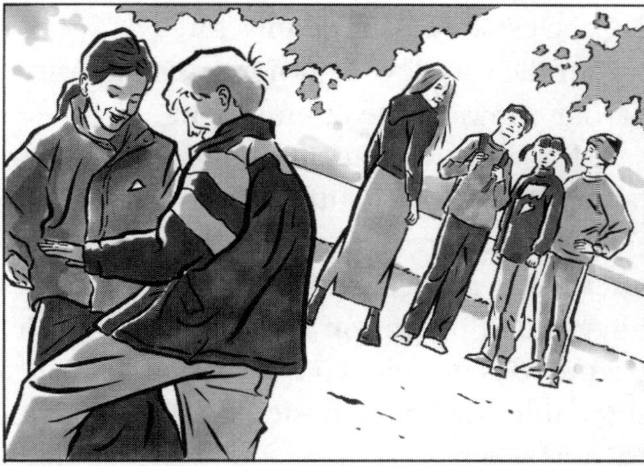

Soupçons

La maîtresse est formidable. Lorsqu'elle voit la mine défaite de Tanguy, elle ne le gronde pas. Elle nous annonce qu'elle va faire une déclaration de perte à la gendarmerie et que l'assurance permettra sans doute d'acheter un autre caméscope.

Par contre, notre participation au concours est compromise. Elle nous conseille d'être beaux joueurs et de souhaiter bonne chance à l'équipe des pompiers qui défendra seule les couleurs de notre école.

Ça, c'est au-dessus de mes forces…

Camille, qui lève le doigt pour obtenir la parole, s'impatiente et intervient :

– Ma sœur a un caméscope, je suis certaine qu'elle nous le prêtera.

Je devrais être contente de pouvoir continuer notre reportage, mais à quoi bon ? Les images de l'opération de Noé, celles si poignantes des premiers pas de Tisiam, et celles si terribles de l'anesthésie de Cathy ont disparu. Je n'ai pas le courage de repartir à zéro. Je préviens Camille :

– Merci, t'es sympa, mais c'est trop tard.

– Comment ça, trop tard ? s'insurge Mme Capelle. Il n'est jamais trop tard, puisque nous avons un nouvel appareil ! Il faut se battre même s'il y a des obstacles. Il reste trois semaines avant la clôture du concours, c'est largement suffisant pour réaliser un autre reportage encore meilleur que le précédent. J'ai confiance en vous et la classe aussi, n'est-ce pas ?

Alors là, Guillaume et Thibaud se mettent à siffler entre leurs doigts et à crier :

– Pour l'équipe des vétérinaires, hip hip hip… hourra !

Ce cri de ralliement est repris par toute la classe, ou presque. Tanguy essaie de faire bonne figure et moi je suis remontée à bloc.

À quatre heures et demie, lorsque nous quittons l'école tous les trois, je fais des projets pour redémarrer le reportage avec Camille, mais Tanguy marche devant nous sans participer à la conversation.

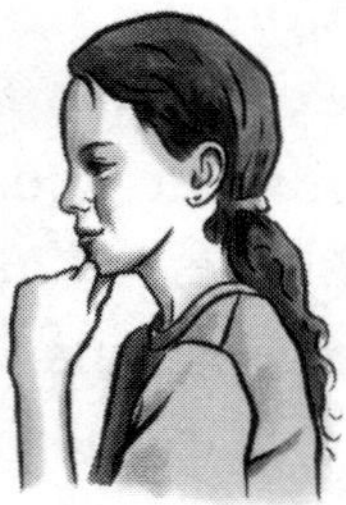

– Il faudrait retourner au zoo le plus vite possible, dis-je.

– Oui, mais il n'y aura peut-être rien d'intéressant à filmer. C'est une question de chance, ajoute Camille.

– On ne sait jamais, on peut assister à la naissance d'un lionceau, ou arriver alors que Florence est en train d'opérer un phoque ! Dès ce soir, j'appelle ma tante.

– Ça y est ! Je sais ! s'exclame Tanguy en s'arrêtant subitement sur le trottoir.

Je bondis sur le côté pour éviter de le percuter et je crie :

– Tu sais où est le caméscope !

– Oui et non, pourtant plus je réfléchis, plus je pense que...

Nous le dévisageons comme s'il allait nous annoncer un miracle et je le bouscule un peu, impatiente de connaître sa réponse.

– Tu penses quoi ?

– Attends, je t'explique. Ce matin, je suis certain d'avoir mis le caméscope dans mon sac et, s'il était tombé, je l'aurais entendu. Je ne suis pas sourd. Et puis je l'avais calé au fond de mon sac justement pour éviter de l'abîmer. On me l'a volé.

– Volé ? Comment ça ?

– Juste avant la sonnerie de huit heures trente, je suis allé aux toilettes. J'ai laissé mon sac devant la porte. C'est là qu'on a dû me piquer le caméscope.

– Tu es sûr ? insiste Camille.

– Je ne pourrais pas le jurer. Je n'ai rien vu, mais c'est le seul moment où j'ai quitté mon sac des yeux.

– Et si c'était quelqu'un de l'autre CM2 pour nous empêcher de concourir ?

– Il faut en parler à la maîtresse, continue Camille.

– On n'est pas des mouchards, je préfère régler ça entre nous. Et puis c'est risqué. Si on se trompe, tout le monde dira qu'on a accusé l'autre équipe parce que ce sont nos concurrents directs. La honte ! Il vaut mieux attendre un peu, propose Tanguy.

– Devant notre silence, les voleurs n'imagineront pas qu'on les soupçonne et ils risquent de se trahir, dis-je.

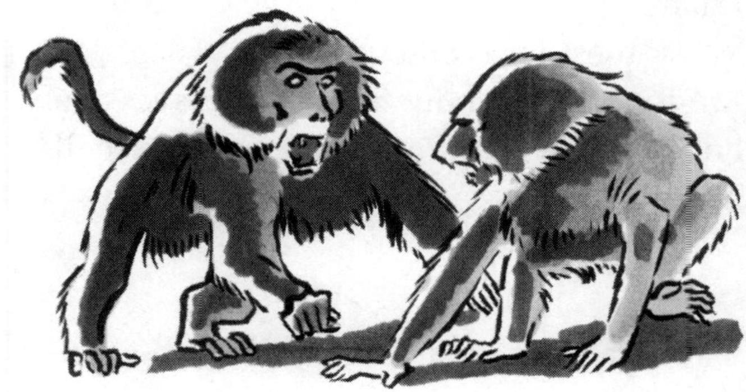

Je me sens mieux, parce que Tanguy n'est plus responsable de la perte du caméscope, mais je ne peux m'empêcher d'exploser :

– Nous voler notre matériel, c'est lâche et dégoûtant ! Si je les tenais, je… je… je les boxerais !

Sans doute soulagé, lui aussi, Tanguy éclate de rire :

– Tu n'es pas de taille, Olympe. Et le plus sûr moyen de les embêter, c'est de gagner le concours !

– Tanguy a raison, s'enthousiasme Camille. J'emprunte le caméscope de ma sœur et, dès samedi, on retourne au zoo. L'équipe de David sera bien surprise de voir que le vol n'a servi à rien, et surtout pas à nous décourager.

Elle tend les deux mains vers nous en criant :

– On est les meilleurs !

À tour de rôle, nous frappons dans ses mains en répétant la même phrase pour sceller notre alliance.

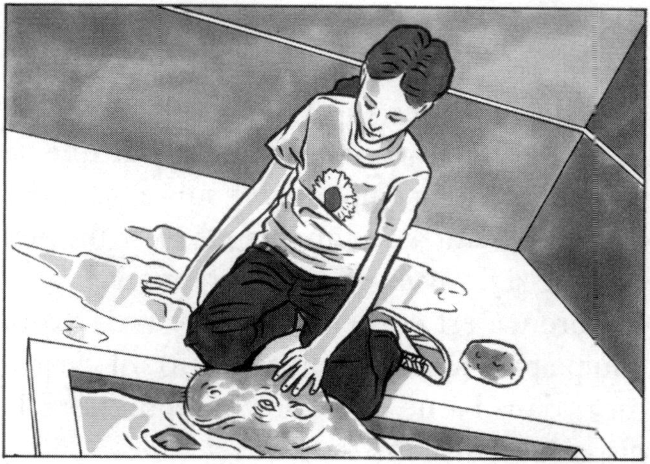

Un hippopotame au bain

Tanguy, Thibaud, Camille et moi, nous sommes dans le RER en direction du zoo. C'est la première fois que Thibaud vient avec nous, et il piaffe d'impatience sur son siège. Il avait été très déçu d'avoir raté l'opération de la tigresse parce qu'il devait garder sa petite sœur.

Camille qui n'avait pas pu venir non plus, mais qui nous a raconté par le menu comment elle a été sélectionnée pour le gala de son école de danse, n'arrête pas de nous poser des questions. Tanguy et moi nous leur décrivons une nouvelle fois l'intervention de Florence en y ajoutant des anecdotes parfois un peu exagérées pour que ce soit encore plus palpitant. Je suis assez fière d'avoir assisté à ce sauvetage, c'est un peu comme si j'y avais participé vraiment.

Florence est contente de découvrir notre équipe presque au complet, pourtant c'est la mort dans l'âme que nous lui apprenons la disparition du caméscope.

– C'est dommage, mais j'ai une surprise, nous répond-elle. Vous n'avez plus les premiers pas de Tisiam, vous aurez ceux d'Anton !

– Anton, qui est-ce ? demande Camille, vaguement inquiète.

Il me semble que Camille n'est pas rassurée et qu'elle préférerait avoir affaire à des chats et des chiens plutôt qu'à des animaux sauvages. Moi, c'est tout le contraire.

– Un hippopotame nain du Niger, il est né il y a une semaine et, pour s'occuper de lui, il a besoin d'une nounou vingt-quatre heures sur vingt-quatre. Je suis épuisée !

– On peut le voir ? lance Thibaud, joyeusement.

– Je vous y conduis. C'est le moment du biberon. Toutes les quatre heures, ça revient vite !

Je m'étonne que Florence ne nous donne pas immédiatement des nouvelles de Cathy. Y aurait-il eu un problème après notre départ ? Serait-elle morte ? J'ai si peur d'entendre la réponse que je bredouille d'une voix à peine audible :

– Et Cathy... Elle est...

– En pleine forme ! s'exclame Florence. Nous avons trouvé le traitement approprié. Dans quelques mois, elle voyagera jusqu'au zoo de Munich où nous lui présenterons son futur compagnon, et, s'ils se plaisent, nous aurons bientôt des bébés tigres !

– Ce doit être drôlement mignon !

– Oui, de véritables peluches ! Pourtant ce ne sont pas des jouets, mais des fauves qui deviennent dangereux en grandissant.

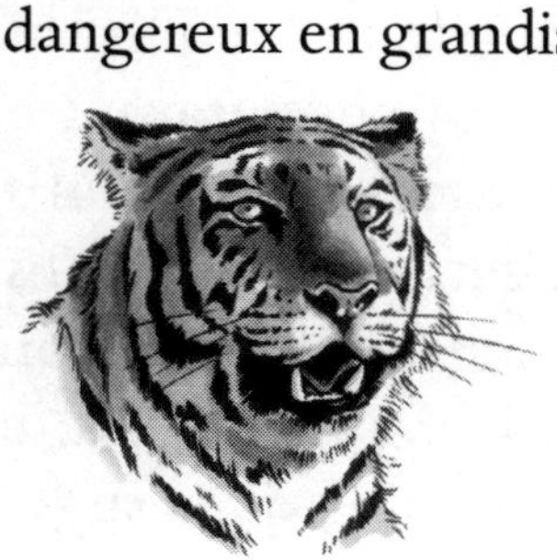

Florence ouvre un réfrigérateur où sont rangés des biberons, elle en prend un et le met à chauffer dans un four à micro-ondes.

Pendant que nous avançons dans le couloir conduisant au box chauffé de l'hippopotame, je la questionne :

– Sa mère est morte ?

– Non, mais c'était son premier bébé et elle ne savait pas s'y prendre. C'est parfois le cas lorsque les animaux vivent hors de leur milieu naturel. Nous avons été obligés de le lui enlever pour l'élever. Que de soucis nous avons eus ! Nous ignorions quel lait lui convenait. Nous en avons essayé plusieurs, mais ce coquin ne voulait rien avaler. Finalement, nous avons appelé le zoo de Zurich qui nous a donné la solution : un mélange de lait de chienne et de lait de chèvre.

– Pouah, ça ne doit pas être très bon, remarque Tanguy.

– Les bébés hippopotames en raffolent, continue Florence. Ensuite, on s'est aperçus qu'Anton ne savait pas téter ! Il s'affaiblissait d'heure en heure, on était complètement désorientés. C'est Raymond, un soigneur proche de la retraite, qui a suggéré de tremper un doigt dans le lait pour qu'il le suce. Eh bien, croyez-moi, il en a fallu de la patience pour qu'il absorbe un bol entier !

J'imagine sans peine la scène. Quel dommage que nous n'ayons pas pu la filmer !

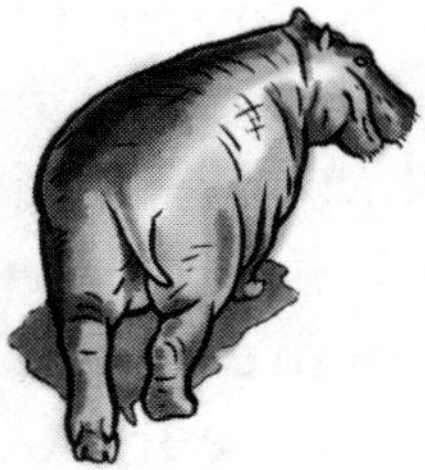

Florence ouvre une lourde porte de bois qui grince en tournant sur ses gonds et nous découvrons Anton. Une masse gris sombre sur quatre courtes pattes. Deux petits yeux enfoncés dans la tête et deux minuscules oreilles. Il est vraiment chou et attendrissant. Pataud, il se précipite vers Florence qui lui grattouille le dessus du crâne. Son soigneur attitré est entré dans la cage avec nous en portant une grande bassine qu'il pose à terre et qu'il remplit d'eau.

– Il va se baigner ? interroge Tanguy.

– Oui. Les hippopotames doivent garder la peau humide et ils ne font leur crotte que dans l'eau tiède.

Nous pouffons de rire et j'insiste :

– Ils sont dégoûtants de faire leurs besoins dans leur baignoire !

– C'est leur façon de se protéger des prédateurs, explique Florence. L'hippopotame n'a pas de défenses naturelles : il est trop lourd pour fuir, alors il se cache dans l'eau sale.

– Wouahou ! Malin l'hippopotame ! s'exclame Thibaud.

Camille commence à filmer. Puisque c'est le caméscope de sa sœur, nous avons décidé qu'elle serait la camera… woman.

Affamé, Anton liquide le gros biberon rapidement, puis il barbote dans la bassine d'eau tiède.

– Demain, il faudra prévoir un plus grand récipient, dit Florence au soigneur, celui-ci est trop juste à présent.

– C'est la troisième fois que nous le changeons, ce sera bientôt une véritable piscine ! plaisante-t-il.

Anton se régale dans son baquet. Il en profite pour nous éclabousser. Nous poussons des cris horrifiés parce que l'eau sent vraiment mauvais, mais il est si mignon et si drôle que nous lui pardonnons.

Camille essuie avec son mouchoir l'objectif souillé du caméscope et s'inquiète :

– Il ne rejoindra jamais sa mère ?

– Si. Vers trois mois, quand il saura se débrouiller seul.

Émue, je tapote la tête de l'hippopotame et je l'encourage :

– Encore un peu de patience, bientôt tu la reverras, ta maman.

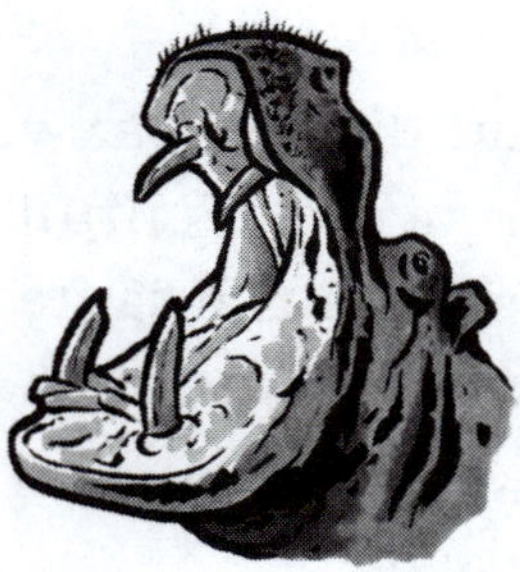

Un téléphone portable sonne à la ceinture de Florence. Elle s'en saisit, écoute son correspondant, et nous annonce :

– Un babouin s'est blessé.

– On peut t'accompagner ?

– Oui, mais vite. Après je dois préparer l'arrivée d'un élan du Canada. Il y a toujours des formulaires à remplir en dix exemplaires, des autorisations à obtenir. La paperasse, je déteste, mais cela fait aussi partie du métier.

Nous la suivons au pas de course. Devant l'enclos des primates, le soigneur nous désigne un singe accroupi dans un coin. Florence entre pour l'examiner, son stéthoscope autour du cou, nous restons dans l'allée, séparée de l'île des singes par le fossé. Des babouins se balancent à des branches dépourvues de feuilles. Certains s'épouillent consciencieusement, d'autres jouent à se pourchasser.

Soudain, l'un d'entre eux vole le stéthoscope de Florence et s'enfuit en poussant des cris stridents. Puis il saute de rocher en rocher et brandit son trophée comme pour narguer la vétérinaire. Qu'il est drôle !

Florence se fâche :

– Reviens, voleur !

Mais le singe est poursuivi par les autres qui veulent, à leur tour, s'approprier ce nouveau jouet.

– C'est le troisième stéthoscope qu'ils me dérobent. Le dernier, c'est un sifaka qui me l'a chipé. Et, à chaque fois, je le récupère en morceaux !

– Qu'est-ce que c'est un sifaka ? demande Thibaud.

– Un lémurien. Un petit singe de Madagascar à fourrure blanche et tête noire avec de grands yeux malicieux qui…

Elle n'a pas le temps de terminer sa phrase qu'un autre babouin saisit la mallette qu'elle vient de poser à ses pieds et la lance vers un groupe de ses congénères, comme s'il s'agissait d'un ballon.

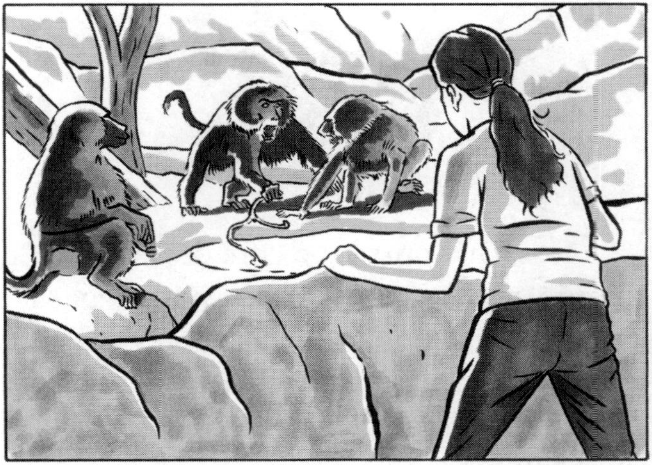

– Oh, non ! Ma mallette ! rouspète Florence. Je le sais, pourtant, que ce sont des chapardeurs, mais aujourd'hui je suis distraite. Ils en profitent ! Je vais chercher du matériel neuf et cette fois, je le surveillerai comme le lait sur le feu !

Les singes jouent avec leur butin et se pourchassent en poussant des cris aigus. Nous rions beaucoup de leurs mimiques. Florence prend le parti de rire aussi et nous dit avant de partir :

– Profitez-en pour rendre visite aux ours. C'est l'heure de les nourrir. Vous verrez qu'on se décarcasse pour leur bonheur.

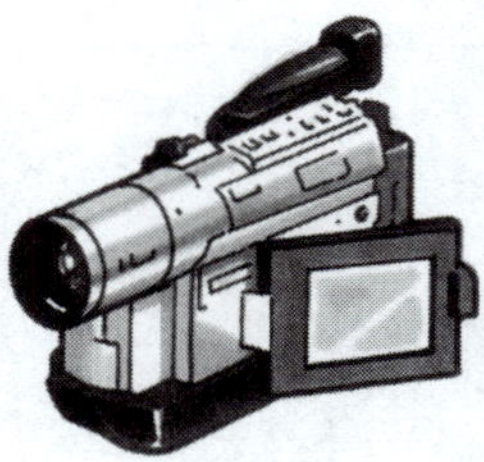

La fosse aux ours est à côté de l'entrée. En chemin, nous nous arrêtons pour regarder les girafes, puis plus loin les zèbres, les antilopes, les autruches et les flamants, une patte dans l'eau de leur mare, l'autre enfouie sous leurs plumes.

Le soigneur des ours est en train d'accrocher un sac de jute aux barreaux d'une grille.

– C'est leur repas, nous explique-t-il. Nous le cachons dans des sacs, des cartons, des troncs d'arbres creux, des bambous. Chercher leur nourriture est leur passe-temps favori.

– Qu'est-ce qu'il y a dedans ?

– Des fruits secs, des pommes tartinées de beurre de cacahuète, de l'huile de foie de morue et beaucoup de paille pour les distraire plus longtemps. Quelquefois, on leur donne aussi des bambous remplis de gélatine à l'orange ou à la menthe, leurs parfums préférés. Ils s'amusent à les dépiauter et à les sucer.

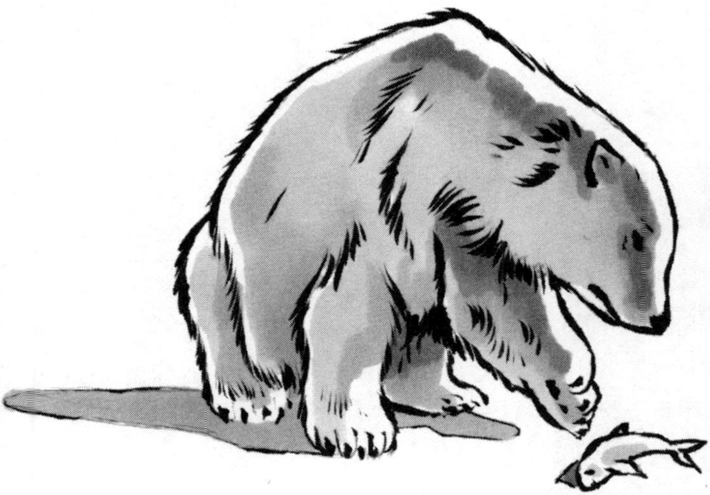

Lorsque les ours sortent dans l'enclos pour leur déjeuner, Camille filme leur quête de nourriture et l'ouverture du sac.

– Ça pourra toujours servir si on manque d'événements intéressants.

Elle a raison. À défaut d'événements palpitants ou dramatiques, ça fera toujours un épisode amusant.

Pendant le trajet du retour, Camille, Thibaud et Tanguy parlent des animaux qu'on a vus. Moi, je n'arrive pas à oublier le reportage qu'on a perdu. Comment peuvent-ils être si zen ? Dès que j'y pense, je bous !

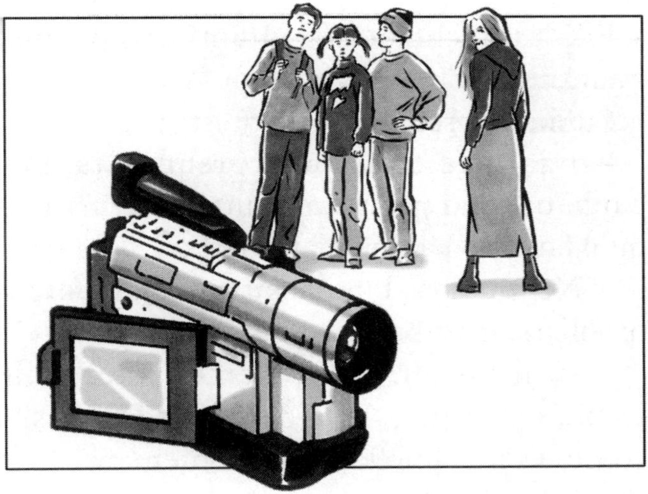

Les coupables sont innocents !

Ma décision est prise. J'en informe Tanguy, Thibaud et Camille. Ils sont d'accord. On va parler de nos soupçons à la maîtresse. On regrette trop les belles images que personne ne verra jamais.

J'entre dans la cour gonflée à bloc et j'aperçois David et Émilien, accroupis sous le platane, en train de jouer aux billes. Je fonce sur eux et je les invective :

– C'est lâche et dégoûtant ce que vous avez fait !

Émilien se redresse et proteste :

– Hé ! qu'est-ce qui te prend, c'est pas parce que j'ai pas voté pour « vétérinaire » qu'il faut me parler sur ce ton !

– Ne joue pas l'innocent ! je réplique. Le problème n'est pas là.

– Et il est où, le problème ? intervient David en se plaçant à côté de son cousin comme s'il s'apprêtait à l'affrontement.

– Vous êtes des voleurs ! riposte Camille à son tour.

David manque de s'étrangler. Il serre les billes dans sa main et hurle :

– Quoi ? Répète ce que tu viens de dire ?

– Oui ! Parfaitement, des voleurs ! Le caméscope, c'est vous qui l'avez pris dans le sac de Tanguy pendant qu'il était aux toilettes !

Émilien ricane en se frappant les cuisses :

– Alors, ça, c'est la meilleure !

David renchérit :

– Vous êtes complètement folles !

Ils jouent les étonnés et les vexés, mais je ne me laisse pas impressionner.

– Pas du tout. En volant le caméscope, vous nous éliminiez de la compétition !

– On n'a pas besoin de ça. Notre métier est cent fois plus intéressant que le vôtre !

– Hier, on a filmé le sauvetage d'un enfant qui était tombé dans la Seine, enchaîne Émilien. C'est le terre-neuve d'un pompier qui l'a sorti de l'eau ! Alors qu'est-ce que vous en dites ?

Rien. Je reste muette. C'est un bon sujet, mais on s'éloigne du vol du caméscope. Les deux cousins cherchent à me déstabiliser.

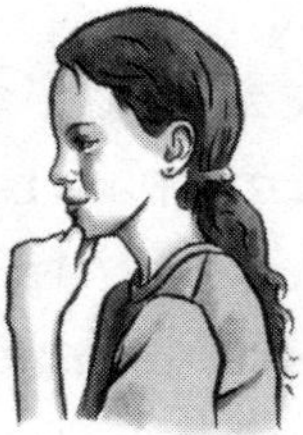

– Et il est passé où alors, le caméscope de la maîtresse ? Volatilisé sans que personne n'y touche, c'est ça ? s'indigne Tanguy en venant à notre secours.

– On n'en sait rien et ce n'est pas notre faute si tu perds tout ! ironise David.

Émilien met les poings sur ses hanches et nous demande :

– Vous avez des preuves ?

– Ça m'étonnerait, puisque c'est pas nous ! reprend David avec assurance.

Ils commencent à m'agacer, mais j'essaie de rester calme et je reprends d'une voix que j'espère douce et persuasive :

– Si vous nous le rendez maintenant, on ne préviendra pas madame Capelle.

– Puisqu'on te dit qu'on ne l'a pas ! s'impatiente David.

Alors là, c'est trop fort ! Ils l'auront voulu.

– Bon, eh bien puisque c'est comme ça, je vais vous dénoncer.

Je m'attendais à ce qu'ils perdent enfin leurs moyens, même pas. Émilien s'insurge :

– Ah, c'est bien une fille ! Elle va pleurer dans les jupes de la maîtresse. Une vraie moucharde ! Et en plus, tout est faux !

Une chance que je sois une fille, parce que si j'avais été un garçon, il y a longtemps que je lui aurais cassé la figure. Sûre de moi, je lance en me dirigeant vers Mme Capelle qui discute avec un groupe d'institutrices :

– Vous l'aurez voulu !

À ce moment-là, un petit me tire par la manche en bredouillant :

– Je... je voudrais te parler.

Je le reconnais. Il est en CP et il nous a amusés il y a quelques jours en nous annonçant que, lorsqu'il serait grand, il voulait devenir « filmeur ».

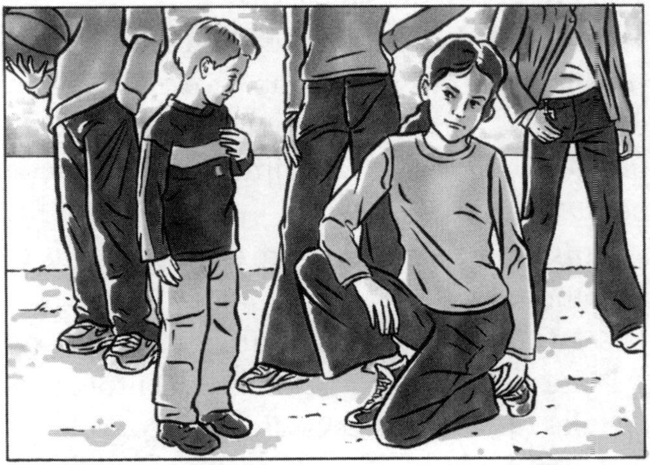

Il tombe mal et je le rabroue :

– Qu'est-ce que tu veux ?

Il fouille dans son sac à dos et en extrait le caméscope. Je n'ose y croire, j'ouvre grands les yeux et la bouche et je lâche, hébétée :

– Ben ça alors !

La seconde d'après, une énorme colère monte en moi : je m'empare du caméscope comme s'il allait disparaître à nouveau et, de mon autre main, je saisis le bras du petit.

– Tu es malade ! On l'a cherché partout, on a accusé Émilien et David, alors que c'était toi !

Il se met à pleurer. Tanguy et Camille, attirés par mes cris, me rejoignent :

– Qu'est-ce qui se passe ?

– C'est lui qui a volé le caméscope !

– Je... je ne l'ai pas volé... je l'ai emprunté... seulement pour deux jours parce que je voulais jouer au filmeur ! hoquette le petit.

Sans même m'en rendre compte, je le reprends :

– Pas filmeur, cameraman.

Plus calme que moi, Camille lui entoure les épaules de son bras et essaie de le consoler.

– Arrête de pleurer, puisque tu nous l'as rendu, on ne dira rien. Mais par ta faute, on nous a disputés et pire, on a failli être éliminés du concours. C'est vraiment nul ce que tu as fait !

– Et la cassette qui était dans le caméscope, tu ne t'en es pas servi, au moins ? s'inquiète tout à coup Tanguy.

Zut ! Je n'avais pas pensé à ça ! S'il l'a laissée dans l'appareil et qu'il a joué avec, ce que nous avions filmé est perdu.

Le petit renifle, sèche ses larmes du bout des doigts et ajoute en haussant les épaules :

– Ben non, je suis pas idiot ! Je l'ai enlevée et j'ai mis la neuve qui était dans la petite poche de la sacoche.

Nous poussons un soupir de soulagement.

– Allez, n'en parlons plus, lui dis-je en lui tendant la main.

Il la serre un peu à contrecœur et s'éloigne vers les copains de sa classe.

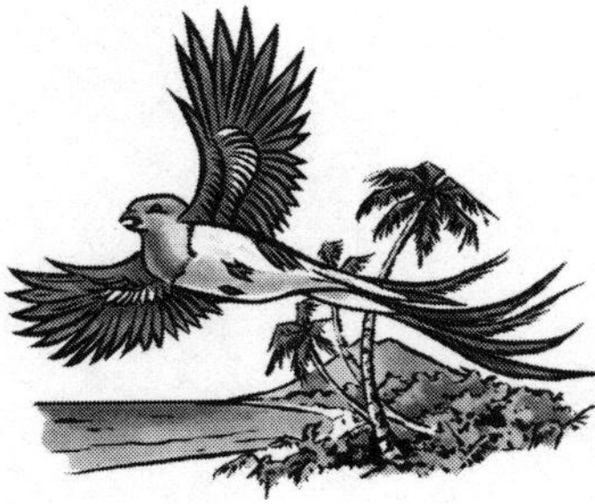

J'ai très envie d'annoncer à Émilien et David qu'on est toujours dans la course, mais je n'ose pas parce que, la minute d'avant, je les ai traités de voleurs et que je n'ai pas du tout envie de m'excuser. Je le ferai plus tard, lorsque notre dispute ne sera plus qu'un mauvais souvenir.

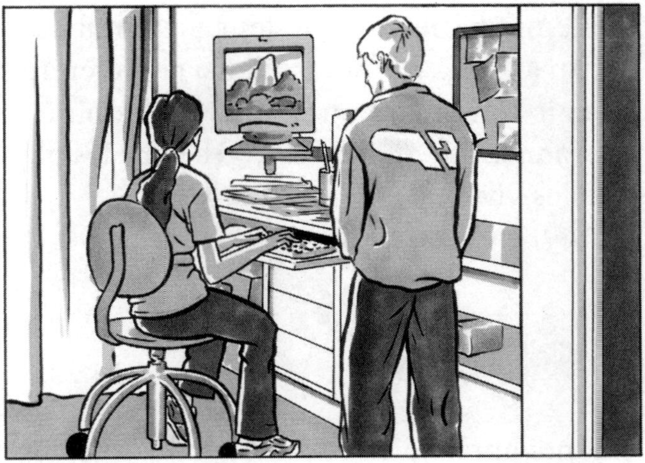

La première projection

Je suis retournée au zoo, sans le caméscope, pour bavarder avec ma tante et prendre des nouvelles des animaux malades.

Tout le monde va bien. L'élan du Canada est encore en quarantaine dans une cage, mais il pourra bientôt sortir dans son enclos. Et Florence n'a pas récupéré son stéthoscope !

Moi, je me suis découvert une nouvelle amie formidable : ma tante. Dès que je suis avec elle au zoo, j'oublie le reste. Elle connaît plein d'anecdotes sur les animaux.

Elle me parle aussi de leur vie en liberté. Et j'en arrive à me demander si je préférerais devenir vétérinaire ou reporter. Ce doit être passionnant de filmer les bêtes dans les pays où elles vivent.

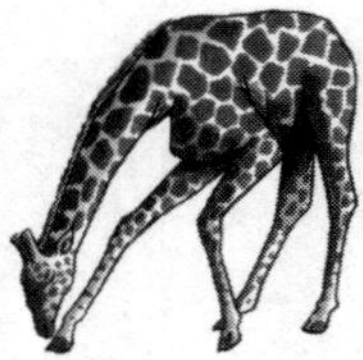

Lundi après-midi, Mme Capelle nous propose de montrer notre vidéo à la classe. Nous nous installons dans la bibliothèque et Tanguy branche le caméscope sur la télévision.

Je suis anxieuse. Et si les copains n'aiment pas ? S'ils ricanent ou jugent que c'est nul ? Et si la maîtresse n'est pas satisfaite de notre travail ? Tanguy, Thibaud et Camille sont dans le même état que moi. Tanguy appuie sur le bouton de la télécommande. J'ai la gorge sèche.

Pourtant, je souris en regardant les animaux sur l'écran, comme si je revoyais des amis. J'ai envie de raconter à toute la classe ce qu'on ne perçoit pas sur les images, notre angoisse, notre soulagement, notre joie, mais je me tais, les yeux fixés sur l'écran.

Parfois, l'image est un peu floue, dommage. De temps en temps, des rires fusent, des exclamations retentissent. C'est plutôt bon signe.

À la fin des trois cassettes, il y a un silence, puis des applaudissements. Ouf ! Ils ont apprécié. Pourtant certains critiquent nos choix : s'ils avaient été à notre place, ils auraient fait dix fois mieux. C'est Émilien qui dirige le petit groupe de mécontents.

Mme Capelle, elle, nous félicite et notre moral est au beau fixe.

– Pour présenter votre reportage, vous devez faire une affiche, alors que les artistes prennent leurs pinceaux ! Je suggère à ceux qui ont effectué des recherches sur les animaux de préparer une exposition que nous installerons dans le hall de l'école. Ensuite, il faut monter le film, écrire un commentaire et l'enregistrer. La salle d'informatique est libre demain, vous pouvez en disposer.

– Mon père est un as de l'informatique, il viendra sûrement nous aider ! propose Morgan.

Je suis embêtée, parce que l'informatique n'est pas mon point fort. Pourtant, j'aimerais participer au montage.

Le lendemain, je suis rassurée lorsque le père de Morgan nous explique :

– Grâce à ce nouveau logiciel, le montage est un jeu d'enfant !

En effet, avec un câble, nous relions le caméscope à l'ordinateur et nous voyons notre film défiler sur l'écran.

Ensuite, il suffit de sélectionner les séquences que nous voulons conserver. On clique sur le début puis sur la fin de la séquence que l'on a choisie et voilà ! C'est simple. Moi, je veux tout garder. Tout me semble indispensable.

– Tu oublies que le film ne doit durer que vingt et une minutes ! me rappelle Tanguy.

On visionne encore le film, on supprime certains passages flous, on raccourcit ceux qui sont un peu longs. On arrive aussi à faire un gros plan sur la tête de Cathy, une séquence très drôle en accélérant la vitesse lors du vol du stéthoscope et un effet de brume pour le bain d'Anton.

Nous passons un grand moment à essayer de lire, sans bafouiller, le commentaire que nous avons écrit. Mais là encore, il paraît que je veux dire trop de choses alors que les images parlent d'elles-mêmes. On se chamaille. Le ton monte. On se remet au travail pour raccourcir le texte. Nous faisons plusieurs essais de voix. Lucile est la meilleure. Elle ne tremble pas et a une bonne intonation.

Morgan et Oliver nous promettent de créer un générique d'enfer avec un titre en lettres de feu et des cris d'animaux qu'ils iront chercher sur Internet.

Ce reportage, j'y crois. Je veux que notre classe soit la meilleure de l'école et surtout la meilleure de France pour qu'on puisse partir une journée au Futuroscope. Je donnerais cher pour savoir le métier que les autres écoles ont choisi, si elles se sont bien débrouillées et si elles ont des chances de gagner.

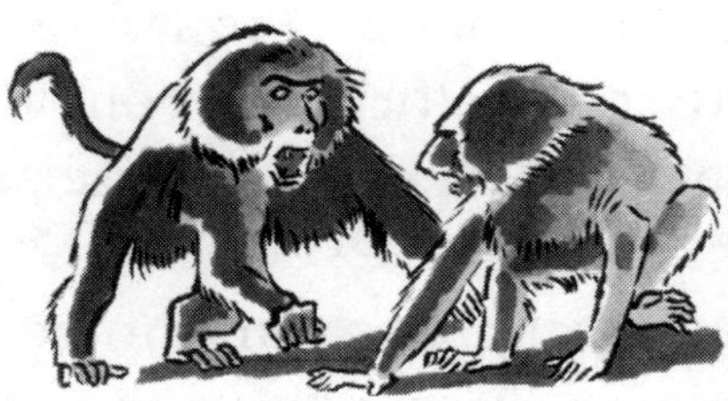

Le vendredi après-midi, nous nous rendons avec l'autre CM2 à la bibliothèque pour présenter nos reportages. J'ai un de ces tracs ! Ce sont les CM2 A qui commencent.

David nous montre l'affiche. Elle est superbe, dans les tons rouge, orange et jaune avec un pompier noir au centre. Ensuite, nous regardons le film. Certaines séquences me coupent le souffle, d'autres m'angoissent et une autre nous fait rire.

Je suis bien obligée de reconnaître que leur reportage est intéressant. D'ailleurs, lorsque le mot fin apparaît sur l'écran, tout le monde applaudit, même notre classe.

Mme Capelle félicite les élèves de son amie, Mme Montilot, et j'ai le sentiment qu'elle nous trahit.

À notre tour, nous présentons notre affiche : des animaux sauvages dans la forêt. Une seringue, un stéthoscope dessinés en ombres chinoises indiquent qu'ils vont être soignés. Avant d'avoir vu l'affiche des pompiers, je la trouvais belle, maintenant elle me paraît un peu terne.

Puis nous enclenchons notre vidéo, mais comme je la connais par cœur, rien ne m'étonne ni ne me surprend. En fin de compte, est-elle si bonne que ça ? Pourtant, des applaudissements saluent la fin de notre film et Mme Montilot nous félicite.

Après, nous goûtons. Ceux qui n'ont pas participé directement au film ont confectionné des gâteaux et apporté des boissons.

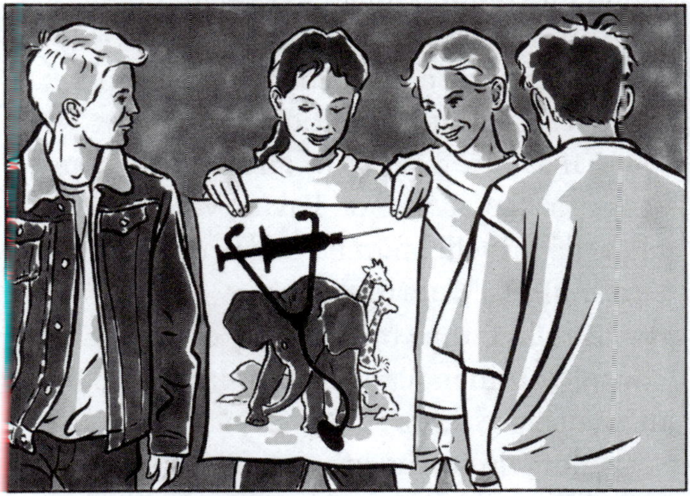

– Il est pas mal, votre film, remarque David en m'offrant une part de tarte.

Je prends l'assiette qu'il me tend en le remerciant et je lâche :

– Le vôtre aussi. Je l'ai même trouvé franchement bien et je me demande si on a une chance avec notre histoire de vétérinaire au zoo.

– On verra, on est nombreux à participer.

Il a raison. La concurrence est rude et curieusement, pour la première fois, je pense que, dans le fond, si on ne gagne pas, ce ne sera pas si grave.

Tout à coup, je me souviens de notre dispute au sujet de la disparition du caméscope. Je n'ai pas encore trouvé le courage de m'excuser. C'est peut-être le bon moment.

– Tu sais, je voulais te dire pour le caméscope, je t'ai accusé de l'avoir volé… c'était idiot. J'étais tellement en colère et déçue que j'en voulais à la terre entière.

– Sur le coup, moi aussi j'étais furieux contre toi, mais j'aurais fait exactement la même chose, alors.

– Alors on oublie, d'accord ?

– D'accord, et comme tu me l'as dit l'autre jour : « Que le meilleur gagne. »

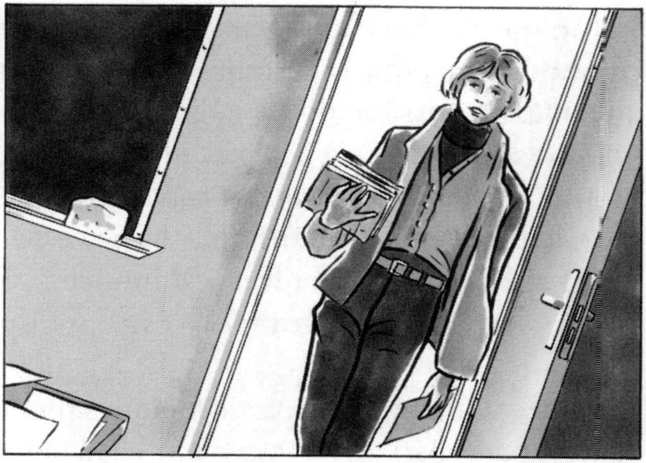

Et les gagnants sont...

Il y a maintenant plus de deux mois que la maîtresse a envoyé notre cassette pour le concours. Au début, j'y pensais chaque jour, puis j'y ai moins pensé et j'ai même fini par oublier, enfin presque.

Ce matin, elle entre dans la classe, une enveloppe à la main. Je suis sûre que ce sont les résultats du concours. Je cherche à lire sur son visage si l'enveloppe contient une bonne ou une mauvaise nouvelle, mais je ne décèle aucune émotion particulière.

Comme d'habitude, elle fait l'appel, compte ceux qui mangent à la cantine, inscrit la date au tableau. C'est long.

J'adresse un signe à Tanguy et à Camille pour leur montrer l'enveloppe. Mais tout le monde l'a vue. Je ne tiens plus en place sur ma chaise. Enfin, la maîtresse annonce :

– Je viens de recevoir les résultats du concours.

Silence. Quelques soupirs. Quelques mouvements d'impatience. Mon cœur bat à deux cents à l'heure. La maîtresse ne se presse pas. Pourquoi nous fait-elle languir ainsi ?

– Nous n'avons pas gagné, lâche-t-elle enfin.

Je pique un fard, comme si c'était ma faute. J'ai subitement envie de pleurer. Je me retiens.

– Ce sont les pompiers, les vainqueurs ? interroge Camille.

– Non plus.

Bêtement, je suis soulagée. Je me sens moins nulle.

– Qui alors ? s'informe Tanguy.

– Une classe de Bouzigues, à côté de Sète dans le Midi. Leur reportage se rapportait à l'ostréiculture.

– La quoi ? réplique Dylan qui, comme nous, ne connaît pas ce métier au nom bizarre.

– L'ostréiculture. C'est l'élevage des huîtres dans des parcs et il y en a beaucoup sur l'étang de Thau où est situé Bouzigues.

– Et ils ont gagné avec… avec l'élevage des huîtres ? s'étonne Camille. Ce n'est pourtant pas une bestiole très sympathique et ce ne doit pas être passionnant comme reportage.

– Peut-être, mais c'était sans doute original. Et puis, c'est ainsi, nous n'avons pas été sélectionnés. Il faut savoir accepter la défaite et admettre que d'autres classes ont été les meilleures, ce qui ne signifie pas que la prochaine fois ce ne sera pas nous. Et puis, j'ai quand même une bonne nouvelle !

Mon cœur recommence à battre plus fort et toute la classe ouvre grandes ses oreilles.

– Les deux CM2 de l'école qui ont participé au concours présenteront leur film samedi 14 juin à la salle des fêtes et chaque classe recevra un prix en récompense de son travail. Les exposés seront affichés dans le hall de la mairie. Olympe, est-ce que tu penses que ta tante pourrait nous parler de son métier à cette occasion ?

– Heu… oui… j'espère.

– Et toi Émilien, est-ce que ton papa serait disponible pour nous expliquer la vie d'un pompier ?

– Pas de problème !

– Alors ce sera vraiment une soirée exceptionnelle ! Les parents et les amis seront invités. Et, grâce aux affiches que vous avez dessinées, toute la ville sera informée et pourra assister à la fête.

Des cris de joie retentissent et je rougis de plaisir. Ce reportage, c'est un peu mon idée. Je me suis beaucoup investie dans sa réalisation et le présenter à toute la ville m'emplit de fierté.

Quelques minutes plus tard, d'autres exclamations nous parviennent à travers la cloison qui sépare les deux classes. Je me tourne vers Émilien et je lui souris. Dans le fond, il est plutôt sympa Émilien et pompier, c'est aussi un super métier.

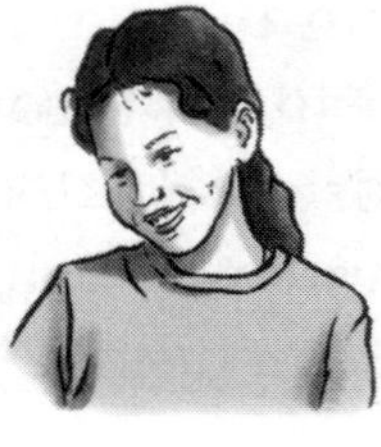

Le samedi soir, Mme Capelle et Mme Montilot ont demandé aux deux équipes de reporters de venir en avance afin que nous soyons prêts avant l'arrivée des spectateurs. J'espère qu'il y en aura, sinon on aura l'air malin !

Mme Montilot nous place de chaque côté de l'écran. À droite l'équipe des pompiers, à gauche notre équipe.

Il est prévu que nous répondions aux questions que les gens nous poseront sur le film. Pourvu qu'on ne nous interroge pas sur des trucs trop compliqués ! Heureusement, Florence sera là.

Émilien n'est pas très à l'aise, je le vois bien à sa façon de tortiller le bout de la manche de son sweat. Je m'approche et, autant pour me rassurer que pour le rassurer, je lui dis :

– Je pense que les gens poseront surtout des questions aux adultes qui nous ont aidés pour le film.

– J'espère, parce que moi, parler en public, je n'aime pas trop.

La salle se remplit rapidement. Elle est bientôt archipleine. Il faut croire que les affiches étaient attirantes ! Nous guettons l'arrivée de nos parents.

– Les voilà, avec ma sœur ! s'exclame Tanguy.

– Et il y a aussi mes grands-parents et mon oncle Jean ! remarque Camille.

Debout sur la scène, j'ai le ventre noué par le trac. Entre copains, nous nous lançons des coups d'œil inquiets et des sourires un peu crispés.

La directrice de notre école fait un discours de bienvenue. Elle commence par annoncer qu'elle sera brève, mais elle n'en finit pas de parler ! Elle passe une demi-heure à expliquer le travail de l'équipe pédagogique et à remercier tout le monde !

Enfin, les lumières s'éteignent. Le premier film est celui des pompiers. Je le revois avec plaisir. Des applaudissements saluent la fin de la projection. L'équipe des pompiers est rouge de fierté. J'attends avec angoisse de voir comment sera accueillie notre vidéo et, lorsque les lumières s'éteignent à nouveau, je prends la main de Tanguy et celle de Camille pour me donner du courage.

Heureusement, des applaudissements nourris saluent aussi notre reportage et nous sommes drôlement heureux.

Le papa d'Émilien, puis Florence, répondent aux questions du public. Une dame me demande si je n'ai pas eu peur lorsque je me suis occupée du bébé éléphant. Un peu étonnée qu'une adulte s'adresse à moi, je réussis pourtant à répondre sans bafouiller.

M. le maire et l'inspecteur d'académie nous félicitent et nous offrent une pile de livres pour le CDI de l'école.

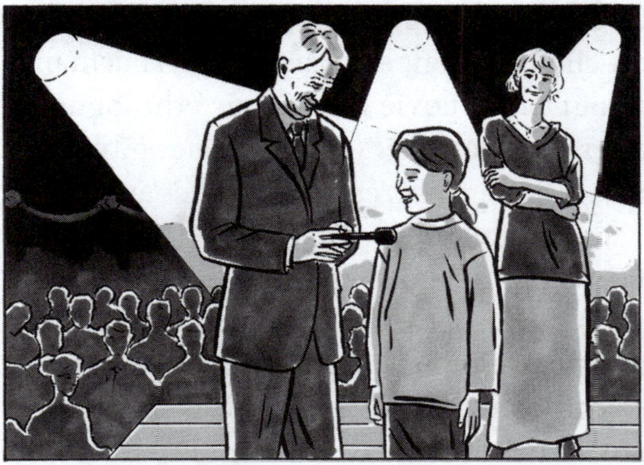

Je suis très émue et très fière aussi. Les copains des deux classes sifflent et hurlent pour nous remercier à leur manière.

Soulagés, nous nous approchons du buffet. Des gens que je ne connais pas nous assurent que nous avons fait un excellent travail, nous trouvent du courage, du talent, nous félicitent. Nous nous prenons un peu pour des stars. Et ma foi, ce n'est pas désagréable !

Tanguy me dit en souriant :

– Maintenant, c'est sûr, je vais m'accrocher pour devenir vétérinaire de zoo. Soigner des animaux sauvages, c'est génial !

– Heu… moi, je me contenterai d'être vétérinaire pour les animaux domestiques ajoute Camille, et toi Olympe ?

– Eh bien, tout compte fait, je me demande si je n'ai pas envie de devenir éthologue ou alors reporter.

– Éthologue ? C'est quoi ce métier bizarre ? s'étonne Tanguy.

– C'est celui qui étudie les animaux dans leurs milieux naturels. J'aimerais partir en Afrique ou en Asie pour savoir comment ils vivent, comment ils se reproduisent. Pouvoir sauver des espèces en voie de disparition, ce doit être fantastique !

– Alors il faudra travailler pour y arriver ! Ce sera génial de partir ensemble dans des pays lointains, toi pour étudier les animaux et moi pour les soigner ! conclut Tanguy.

TABLE DES MATIÈRES

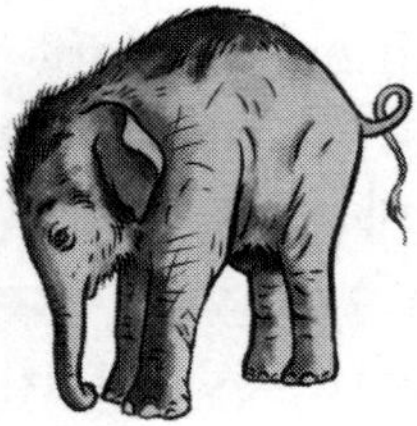

L'AUTEUR 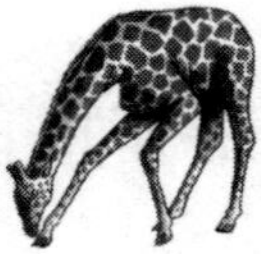

Je suis née un 25 septembre. De quelle année ? Oh il y a longtemps que je ne compte plus. Et puis j'ai trouvé un truc pour ne pas vieillir. J'écris pour les enfants et ainsi, pour chaque roman, j'entre dans la peau de mon héros qui a toujours entre six et vingt ans !
J'ai publié plus de quatre-vingt-dix romans des romans drôles, des romans sur la vie de tous les jours, des romans historiques, des romans d'aventures. Vous pourrez en voir la présentation sur mon site Internet :
http: // a.desplatduc.free.fr.
J'ai écrit la série *Vétérinaire*... parce que j'adore les animaux. Tous. Même les araignées que j'évite toujours de tuer lorsqu'elles se promènent au plafond de ma chambre.
Je rêve d'avoir un petit âne... mais dans un appartement, il ne serait pas heureux. Pourtant, je n'aurais jamais pu devenir vétérinaire car je tombe dans les pommes dès que je vois une goutte de sang !

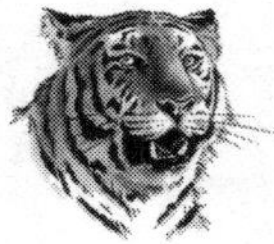

LES ILLUSTRATEURS

Marc Mosnier est né en 1963 à Nantes.
Revenu au dessin par passion après des études juridiques, il a illustré de nombreux ouvrages encyclopédiques ainsi qu'une centaine de romans fantastiques ou de science-fiction dont les originaux ont fait l'objet de plusieurs expositions.
Passionné par la Bretagne, il est également l'auteur d'une série d'images ayant trait à la mythologie celtique.

Claire Delvaux est née à Paris en 1978. Lyon est sa ville d'élection depuis ses études aux Beaux-Arts en 1996.
Elle a toujours adoré les bibliothèques. Petite, la lecture, l'écriture et le dessin étaient ses passions, et elle y est revenue après un parcours scientifique au lycée.
Aujourd'hui elle rêve, voyage et rit au gré des histoires pour enfants qu'elle illustre avec plaisir.

RAGEOT s'engage pour l'environnement en réduisant l'empreinte carbone de ses livres
Celle de cet exemplaire est de :
424 g éq. CO_2
Rendez-vous sur www.rageot-durable.fr

PAPIER À BASE DE FIBRES CERTIFIÉES

Achevé d'imprimer en France en avril 2015
sur les presses de Jouve
Couverture imprimée par Boutaux (28)
Dépôt légal : mai 2015
N° d'édition : 6343 - 01
N° d'impression : 2202255P